フローチャート救急漢方薬

リアル救急でも使える！

著
新見正則
帝京大学 医学部 外科
准教授
中永士師明
秋田大学救急・集中治療医学講座
教授

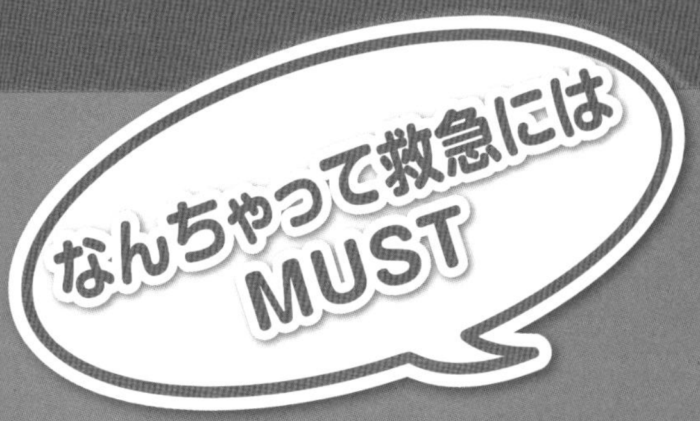

株式会社 新興医学出版社

Flow Chart for Prescription of Kampo Medicine for Emergency Medicine

Masanori Niimi, MD, DPhil, FACS,
Hajime Nakae, MD, Ph D

SHINKOH IGAKU SHUPPANSHA CO. LTD., TOKYO.
Printed & bound in Japan

推薦の言葉

西洋医学でよくならない患者さんにぼつぼつ効かせていこうというこれまでのシリーズを覆すかのように，救急現場で漢方薬を使おうという画期的な本ができました．今回のフローチャートをご披露いただくのは，救急医療の第一人者，中永士師明先生です．中永先生は，以前秋田市で開催した私の漢方講習会にいつもご出席いただき，かねてより尊敬する先生です．中永先生と新見先生が旧知の間柄とは今回初めて知りました．この二人が組めば，信頼できる本ができると確信しております．中永先生によれば，救急現場でも漢方薬はとても役に立つそうですが，実際に漢方薬を処方している先生，使いこなしておられる先生はまだまだ少なく，ひとたび漢方薬の魅力を知れば，試せる場面が相当あるということです．そうであればぜひ救急の先生方に漢方薬の魅力を知っていただきたいと思います．本フローチャートシリーズは，初心者向けに誰でもすぐに処方できることが魅力です．忙しい救急現場でも症状に合わせてすぐに処方できます．

また，付録では，カンタンツボ講座と銘打ってすぐに覚えられそうなよく効くツボ12個をご紹介いただきました．ツボも漢方と同じで使ってみたらそのよさに気づきます．

まずはご自分にご家族にお試しください．よいと感じられたらぜひ救急現場でもご活用いただき，様々な症状で悩んでいる患者さんにお役立てください．

2020 年 3 月　日本東洋医学会元会長名誉会員

松田邦夫

はじめに

お待たせしました．いよいよフローチャート救急漢方薬の登場です．「いよいよ」と申し上げたのは，僕が実際に本当の救急現場で漢方薬を使用した経験がないからです．

大塚敬節先生は「漢方を上達したければ急性疾患を扱うこと」と言われたそうです．これは僕の師匠である松田邦夫先生から教えて頂きました．たしかに，和漢（日本の漢方）のバイブルである傷寒論は，狭義の傷寒論と金匱要略からなります．その狭義の傷寒論は急性発熱性疾患の治療書で，金匱要略はその他の雑病を集めたものです．ですから，漢方の上達をめざすのであれば，急性疾患を漢方で扱う覚悟と経験が必須なのでしょう．

ところが，僕にはそんな勇気はありませんでした．モダン・カンポウと称して，西洋医学の補完医療として，漢方エキス剤を，気楽に使用することを啓蒙し続けてきたのです．ですから，救急医療のフローチャートが上梓できるとは思っていませんでした．

いつも人のご縁に恵まれている僕は，あるとき中永士師明先生と再会できました．再会と敢えて称したのは，遙か昔，僕が鍼灸にも興味を持っている頃に，中永先生と同じ勉強会で何度も同席していたのです．僕は中永先生をずっと存じ上げていました．しかし，中永先生が僕を覚えていてくださるとは思ってもいなかったのです．そんな長い年月を経ての再会でした．そして，救急医療でのフローチャートの話がトントン拍子に進みました．

僕が担当する領域は，本当の救急医療の領域ではありません．2次救急や3次救急に送る必要もないような患者さんに対する漢方薬での対応です．そんな敢えて緊急ではない症状や訴えには，そしてちょっと面倒くさい症状や訴えには，是非漢方薬の使用も選択肢に加えてください．それは救急医療に造詣が深い先生方だからできることです．西洋薬剤が絶対の選択肢ではない時，経過観察で様子をみても問題ない時などは漢方薬の出番と思っています．さて，そんな西洋医学の補完医療として保険適用漢方エキス剤を使用することをモダン・カンポウとして啓蒙普及してきました．まったく僕の本とご縁がない方は，まずこの書籍を一読し，そしてフローチャート漢方薬の原点である「フローチャート漢方薬治療」，次に「本当に明日から使える漢方薬，7時間速習入門コース」を読んでください．また「簡単」，「鉄則」，「症例」のモダン・カンポウシリーズも速習には最良の書籍と自負しています．一方で，大学病院の救急医療をトップで預かる中永先生が執筆する部分は本物ですよ．そんな本物の救急現場での漢方の活用を是非堪能してください．

2020年3月

新見正則

目　次

モダン・カンポウの基本　新見正則

なんちゃって救急のフローチャート　新見正則

救急漢方のススメ　中永士師明

救急フローチャート　中永士師明

※本書で記載されているエキス製剤の番号は，株式会社ツムラの製品番号に準じています．番号や用法・用量は，販売会社により異なる場合がございますので，必ずご確認ください．
※本書は基本的に保険適用の漢方薬を記載しています．
※本書で記載されているツボの番号は WHO の番号に準じています．

コラム　新見正則

コラム　中永士師明

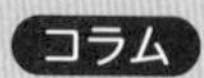

抗がんエビデンスを有する生薬
フアイア

僕が漢方を20年以上本気で勉強してよかったと思えることの1つは，抗がんエビデンスを持つ生薬と出会えたことです．和漢（日本の漢方）のエビデンスを確立すべくいろいろな臨床試験を行ってきましたが，飲んだ群と飲まない群を比べる，コホート研究でやっと差がでる程度でした．2009年の新型インフルエンザ流行時には，予防を目的にした補中益気湯(ほちゅうえっきとう)㊶投与で，内服した群と内服しない群で，感染人数が1/179と8/179という統計的有意差を得ることができました(BMJ letter)．しかしこれはランダム化していないので一流英文誌には採択されませんでした．ずっと大規模ランダム化臨床試験を探していました．そして巡り合った生薬がフアイアです．なんとIF 17点を超す一流英文誌GUTに結果が投稿されました．約1,000例の肝臓がん手術後の患者をランダム化して内服群と非内服群に分けて，生存率に明らかな統計的有意差を得ました．今はそのフアイアの啓蒙に全力を注いでいます．日本フアイア研究会をがんの専門家と一緒に立ち上げました．そして日本がん治療学会でフアイアを紹介しました．是非日本フアイア研究会のホームページをご覧ください．和漢にも将来同じような臨床研究が登場することを願っています．フアイアはHuaierと英語では記載されます．中国では1992年に抗がん剤として認可され，その保険適用範囲は年々広がっています．槐(エンジュ)の老木に生えるキノコですが，現在のフアイアは菌糸体から培養産生され，すべての行程が工場内で完結しています．（新見）

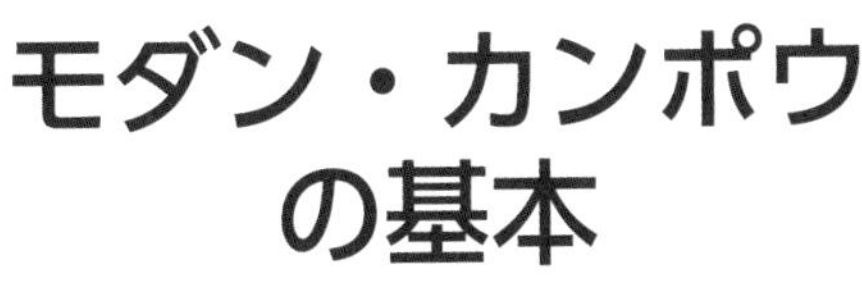

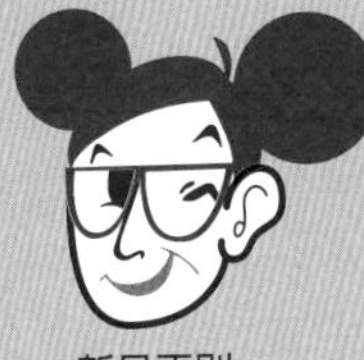

新見正則

西洋医のためのモダン・カンポウ

漢方薬が救急で効果を発揮するためには，西洋医が漢方を使用することが必要です．腹部や脈，舌などの漢方の古典的診察によるヒントを用いなくても，役に立てば漢方薬を使用すればよいのです．そして漢方薬は保険適用となっています．

疑う前にまず使ってみましょう．そんな立ち位置がモダン・カンポウです．漢方薬は食事の延長と思って使用して構いません．しかし，確かに漢方には薬効があります．つまりまれに副作用も生じます．何かあれば中止しましょう．それだけの注意を払って，患者さんに使用してください．

西洋医学の補完医療の漢方（モダン・カンポウ）

◉西洋医が処方する
◉エキス剤しか使用しない
◉西洋医学で治らないものがメインターゲット
◉効かない時は順次処方を変更すればよい
◉現代医学的な視点からの理解を
◉古典を最初から読む必要はない
◉漢方診療（腹診や舌診）はしたほうがよいが必須ではない
◉明日からでも処方可能

大塚敬節先生は上記のような処方方法を「漢方薬治療」と呼んでいました．（「大塚敬節著作集」より）

漢方薬の副作用

何か起これば中止ですよ

保険適用漢方エキス剤を1包内服しただけで死亡した事例はありません．また，保険適用漢方エキス剤で流産・早産した報告も皆無です．漢方薬はOTCでも売られており，医師の処方箋がなくても薬剤師の先生や登録販売者の判断で投与できる薬剤です．つまり一番安全な部類の薬剤なのです．しかし，薬効がある以上，まれに副作用も出現します．そんな副作用は徐々に，ボツボツ起こるので，「なにか起これば中止ですよ」と言い添えればまったく心配ありません．

しかし，理解力に欠ける高齢者では要注意です．「なにか起これば中止ですよ」の意味がわからないことがあるからです．そんな時は，2週間に一度の診察を行うことで安全に処方できると考えています．

麻黄剤

麻黄からエフェドリンが長井長義博士により単離されました．麻黄を含む漢方薬（麻黄剤）を漫然と長期投与すると血圧が上昇することがあります．注意して使用しましょう．麻黄剤を長期投与する時は血圧計を購入してもらって，そして血圧が上がるようなら再受診や電話相談をするように指示します．それを嫌がる患者さんには2週間毎の受診を勧めれば問題ありません．

「麻」の字が含まれる漢方薬，麻黄湯(27)，麻杏甘石湯(55)，麻杏薏甘湯(78)，麻黄附子細辛湯(127)，に麻黄が含まれていることは簡単に理解できます．問題は「麻」の字が含まれないが麻黄を含む漢方薬です．葛根湯(1)，葛根湯加川芎辛夷(2)，小青竜湯(19)，越婢加朮湯(28)，薏苡仁湯(52)，防風通聖散(62)，五積散(63)，神秘湯(85)，五虎湯(95)などです．ちなみに升麻葛根湯(101)の「麻」は升麻，麻子仁丸(126)の「麻」は麻子仁のことで麻黄とは無関係です．

甘草含有漢方薬に注意

甘草はグリチルリチンを含みます．長期投与すると偽アルドステロン症を発症することがあります．血圧が上昇し，血清カリウムが下がり，そして下肢がむくみます．甘草が1日量で2.5 gを超えると薬剤師の先生から，甘草の量を把握したうえで処方しているかの確認の電話をもらうことがあります．

しかし，他院で芍薬甘草湯(68)を1日3回数年間処方されてもまったく問題ない患者さんが何人もいました．芍薬甘草湯(68)は構成生薬が2種類で漫然と投与すると耐性を生じ，また偽アルドステロン症の危険もあります．漢方を理解して処方していれば起こらないことですが，現実的に残念ながら起こっていることです．甘草含有量が多い漢方薬は表1のとおりです．

表1　甘草2.5 g以上含む漢方薬

6 g	芍薬甘草湯(68)
5 g	甘麦大棗湯(72)
3 g	小青竜湯(19)，人参湯(32)，五淋散(56)，炙甘草湯(64)，芎帰膠艾湯(77)，桂枝人参湯(82)，黄連湯(120)，排膿散及湯(122)，桔梗湯(138)
2.5 g	半夏瀉心湯(14)

一方で甘草は128内服薬中94処方に含まれています．すると漢方薬の併用で甘草は重複投与となり，甘草の量が2.5 gを超えることは多々あります（**表2**）．注意すればまったく問題ないことですが，漫然とした長期投与は要注意です．

表2　エキス剤を複数処方する時は甘草の量に注意

処方①（甘草 g）	処方②（甘草 g）	①+②の甘草量（g）
芍薬甘草湯 68 (6)	柴胡桂枝湯 10 (2)	8
芍薬甘草湯 68 (6)	疎経活血湯 53 (1)	7
小青竜湯 19 (3)	小柴胡湯 9 (2)	5
苓甘姜味辛夏仁湯 119 (2)	小青竜湯 19 (3)	5
麦門冬湯 29 (2)	小柴胡湯 9 (2)	4
白虎加人参湯 34 (2)	小柴胡湯 9 (2)	4
麻杏甘石湯 55 (2)	小柴胡湯 9 (2)	4
苓甘姜味辛夏仁湯 119 (2)	小柴胡湯 9 (2)	4
葛根湯 1 (2)	桂枝加朮附湯 18 (2)	4
越婢加朮湯 28 (2)	防已黄耆湯 20 (1.5)	3.5
疎経活血湯 53 (1)	当帰四逆加呉茱萸生姜湯 38 (2)	3

※生薬が重なる時は，エキス剤では処方①＋②の合計，煎じ薬では多いほうのみを処方します．

利尿剤を内服しているとカリウムが4以下となり不整脈を気遣う医師では，甘草含有漢方薬の投与を躊躇することがあります．そんな時は甘草を含まない漢方薬を知っていることが大切です．甘草を含まない漢方薬でも結構対応可能です．

煎じ薬では去甘草（甘草を除く）とすればよいのですが，

構成生薬が固定されている漢方エキス剤では特定の生薬を抜くことはできません．甘草を投与したくないけれど漢方薬を与えたい時は**表3**のなかから漢方薬を選ぶことになります．これらの甘草を含まない漢方薬でもいろいろな症状に対応可能です．

表3　甘草を含まない処方

麻黄剤	麻黄附子細辛湯127
瀉心湯	黄連解毒湯15，温清飲57，三黄瀉心湯113
柴胡剤	大柴胡湯8，柴胡加竜骨牡蛎湯12
参耆剤	半夏白朮天麻湯37
腎虚に	八味地黄丸7，六味丸87，牛車腎気丸107
血虚に	七物降下湯46，四物湯71
駆瘀血剤	当帰芍薬散23，桂枝茯苓丸25，大黄牡丹皮湯33
水毒に	五苓散17，小半夏加茯苓湯21，猪苓湯40
附子剤	真武湯30
建中湯	大建中湯100
下　剤	麻子仁丸126，大承気湯133
その他	半夏厚朴湯16，呉茱萸湯31，木防已湯36，茯苓飲69，辛夷清肺湯104，猪苓湯合四物湯112，茯苓飲合半夏厚朴湯116，茵蔯五苓散117，三物黄芩湯121，桂枝茯苓丸加薏苡仁125，茵蔯蒿湯135

コラム　松田邦夫先生

漢方を学び始めて，僕の人生にとって最も意味があったことは，松田邦夫先生と出会えたことです．毎週金曜日の午前中に陪席に伺うことも，10 数年になりました．最初は勿論漢方を教えて頂くために伺ったのですが，現在は僕の人生にとって有意義な時間となっているのです．

僕は松田邦夫先生のフェア感が好きです．論理的思考とも言い換えられます．サイエンスを学んだ人の思考回路とも思えます．それは当然で，松田邦夫先生は東京大学医学部を卒業し，1 ドル 360 円の時代にアメリカに留学した超エリートです．

最初に伺った日，「漢方だけでは病気は治らない」と言われました．「食養生や運動，そして西洋医学を使いなさい」という意味と受け取っています．また腹診後に処方が変わる頻度を伺った時は，即座に約 1 割とお答えになりました．そして，「しかし，腹診後に決めた処方が，腹診前よりも優れているという検証はしていません」と言い添えられました．

松田邦夫先生は高松宮ご夫妻の主治医，現上皇后陛下の診察などをされています．そしてお父上の松田権六翁は蒔絵の人間国宝です．そんな僕には知らない世界のお話は魅力的なのです．

僕のモダン・カンポウ的処方方法も応援してくださいます．いろいろな考え方があっていいと言い放てる松田邦夫先生がとても好きなのです．漢方医としても，人生の大先輩としても，これからもずっと教えを乞いたいと思っています．（新見）

救急漢方薬早見表

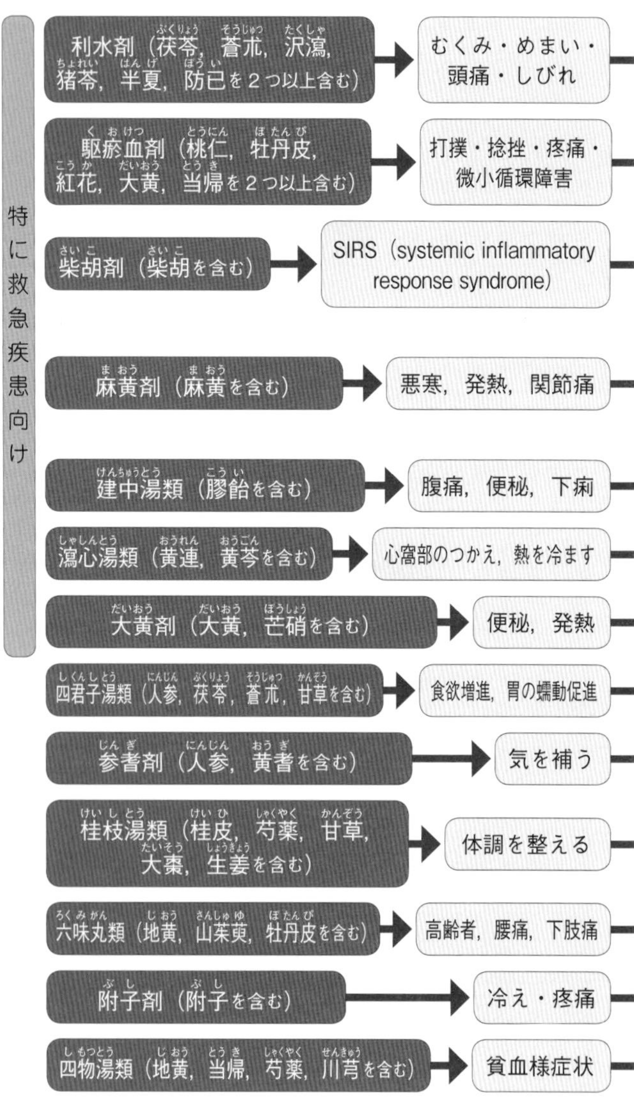
特に救急疾患向け
利水剤（茯苓，蒼朮，沢瀉，猪苓，半夏，防已を2つ以上含む）
むくみ・めまい・頭痛・しびれ
駆瘀血剤（桃仁，牡丹皮，紅花，大黄，当帰を2つ以上含む）
打撲・捻挫・疼痛・微小循環障害
柴胡剤（柴胡を含む）
SIRS（systemic inflammatory response syndrome）
麻黄剤（麻黄を含む）
悪寒，発熱，関節痛
建中湯類（膠飴を含む）
腹痛，便秘，下痢
瀉心湯類（黄連，黄芩を含む）
心窩部のつかえ，熱を冷ます
大黄剤（大黄，芒硝を含む）
便秘，発熱
四君子湯類（人参，茯苓，蒼朮，甘草を含む）
食欲増進，胃の蠕動促進
参耆剤（人参，黄耆を含む）
気を補う
桂枝湯類（桂皮，芍薬，甘草，大棗，生姜を含む）
体調を整える
六味丸類（地黄，山茱萸，牡丹皮を含む）
高齢者，腰痛，下肢痛
附子剤（附子を含む）
冷え・疼痛
四物湯類（地黄，当帰，芍薬，川芎を含む）
貧血様症状

五苓散(17)，苓桂朮甘湯(39)，疎経活血湯(53)

桂枝茯苓丸(25)，通導散(105)，桃核承気湯(61)

小柴胡湯(9)，小柴胡湯加桔梗石膏(109)，柴胡桂枝湯(10)，
大柴胡湯(8)，柴胡加竜骨牡蛎湯(12)，柴朴湯(96)，柴苓湯(114)

麻黄湯(27)，麻杏甘石湯(55)，五虎湯(95)，麻杏薏甘湯(78)，
薏苡仁湯(52)，越婢加朮湯(28)，葛根湯(1)，
葛根湯加川芎辛夷(2)，小青竜湯(19)，麻黄附子細辛湯(127)

小建中湯(99)，大建中湯(100)

黄連解毒湯(15)，半夏瀉心湯(14)，三黄瀉心湯(113)

大承気湯(133)，大黄牡丹皮湯(33)

六君子湯(43)

補中益気湯(41)，十全大補湯(48)，加味帰脾湯(137)，清暑益気湯(136)

桂枝湯(45)，桂枝加竜骨牡蛎湯(26)，当帰四逆加呉茱萸生姜湯(38)

八味地黄丸(7)，牛車腎気丸(107)

桂枝加朮附湯(18)，葛根加朮附湯（三和），真武湯(30)

四物湯(71)

コラム　塩野七生さんと

僕は，タバコは嫌いです．でも好きな人が吸うタバコの煙は良い匂いですね．今日は塩野七生さんとの対談と会食でした．麹町の文藝春秋本社で16時から会談，そして18時間半から会食でした．お話が途絶えることなく，本当に至福の時でした．

この出会いは，「タバコのリスクを承知で吸うのであれば，それもOK．そんなタバコを受け容れる寛容さも大切！」と僕が語ったエッセイを塩野七生さんが読んでくれて，文藝春秋の彼女のコラムに僕の名前入りでご紹介頂いたことが端緒です．

その後，塩野さんがローマから帰国されているこの2ヵ月で僕の外来を受診したいと文藝春秋の方に相談されたそうです．外来での長話は迷惑になるので，いっそ会談と会食をというお話になったそうです．

僕は禁煙を宗教のように崇めたてまつる風潮が大嫌いです．人は他人に少々の迷惑を掛けながら生きています．そんな少々の迷惑はお互い様と思って許す姿勢が，そんな寛容さが必要で，そして今の世の中に欠けていると思っています．そんなお話や，男女の話，世の中のこと，子どものことなどで本当に盛り上がりました．

僕がイギリス留学から帰国して，まず読んだ本が「ローマ人の物語」でした．そして，今日は最新作の「ギリシャ人の物語」のサイン本を頂きました．至福の時でした．僕は運が良いのです．運を拾うことが上手なのだと思っています．漢方と出会ったのも，松田邦夫先生の陪席の機会に恵まれたのも運でした．（新見）

なんちゃって救急のフローチャート

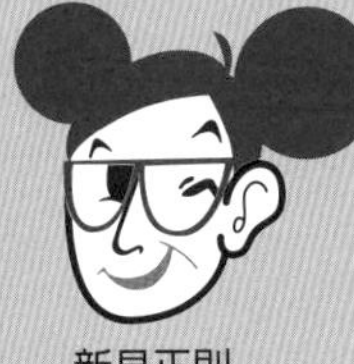

新見正則

なんちゃって救急のフローチャート

僕が担当する領域は，二次や三次救急に送る必要がない患者さんへの対応です．

まず，救急外来を訪れて，諸検査をして，そして医師の経験からも特段の処置は不要という場合が少なからずあります．そんな時には，昔は「救急外来に来なくてもよい患者が来て面倒だな」と心の中で思っていました．ところが年を取ると，時間外に来るということは，それなりに本人にも理由があるのだろうと思えるようになりました．そこで漢方の出番です．

僕はそんな時には，「困っているから，心配だから救急外来に来られたのですね．検査を行っても，また僕の経験からも特段の処置は必要ないと思います．漢方でもお持ちになりますか？」と言えるようになりました．そんな時に処方する漢方薬は芍薬甘草湯（しゃくやくかんぞうとう）68でいいと思っています．甘くて飲みやすいし，また筋肉のけいれん様の症状には結構有効です．また，西洋医学的治療が必要ない動悸にも持たせれば安心します．よくわからない訴えで，いま問題なければ，芍薬甘草湯（しゃくやくかんぞうとう）68を持たせて，頓服で使用させて，それでも心配なら明日の受診を促せばいいのです．

何も投薬もせず，あなたの来院が迷惑だといった感情を表に出して対応しても何も御利益はありません．むしろ何か見落とした病気がある時，またはたまたま新しい病気がその後に出現しても，所詮恨まれます．ともかく，何も必要ないと思っても芍薬甘草湯（しゃくやくかんぞうとう）68を持たせて帰しましょう．それが危機管理につながります．

即効性のフローチャート

生薬の少ない漢方薬は即効

漢方薬は生薬の足し算と説明しています．例外的に甘草1つを甘草湯，人参1つを独参湯，大黄1つを将軍湯とすることもありますが，基本的に2つ以上の生薬で構成されています．そして和漢では最大の構成生薬数は18種類で，18種類の構成生薬からなる漢方薬は，防風通聖散62です．つまり，和漢の漢方薬の構成生薬数は2〜18種類と思ってください．そして構成生薬数からみた漢方の性質は，構成生薬数が少ないと即効性があるが，漫然と使用を続けると耐性ができやすいということです．つまり頓服的に使用するか，毎日3回食前に処方するなら数日から1週間以内にするということです．一方で構成生薬数が多くなると体質改善のイメージとなり，ボツボツ有効性を発現し，耐性はできにくいと理解しましょう．すると，構成生薬数が少ないものが，救急外来で使用しやすいものとなります．

構成生薬2種類

芍薬甘草湯68▶キュキュッとした痛み

まず，どんなキュキュッとした痛みにも芍薬甘草湯68で対応します．そして落ち着けば終了，または別の漢方薬に併用して続行することもあります．

こむら返りに芍薬甘草湯68を使用する時は就寝前に投与し，こむら返り時には頓服的に内服を勧めます．ある程度落ち着けば，芍薬甘草湯❻❽から八味地黄丸❼に変更し長期投与しています．ぎっくり腰も芍薬甘草湯❻❽単独の頓服から，芍薬甘草湯❻❽＋疎経活血湯❺❸に変更します．尿管結石では芍薬甘草湯❻❽単独の頓服から，芍薬甘草湯❻❽＋猪苓湯❹⓿に変更しています．

大黄甘草湯❽❹▶便秘

瀉下作用を有する大黄4gと甘草2gから構成される下剤です．大黄1つでは不快な作用が生じるために，甘草が加えられています．頓服または数日の投与に留めます．

大黄甘草湯❽❹は継続投与すると耐性が生じます．同じ効果を出すために内服量が増えるということです．そこで，便秘に対して継続的な内服を希望する時は，大黄を含み構成生薬数が多い漢方薬を使用します．麻子仁丸126は大黄を含めて6種類の生薬からなり，また潤腸湯❺❶は大黄を含めて10種類の生薬から構成されています．

桔梗湯138▶口内の炎症

桔梗2gと甘草3gから構成される漢方薬です．口腔内の炎症に有効です．保険適用病名は「咽喉がはれて痛む次の諸症：扁桃炎，扁桃周囲炎」です．「：」はorと読み替えていいので，咽頭，喉頭，扁桃の痛みに効きます．口内炎，舌炎，歯肉炎にも効きます．お湯に溶かして，冷えたらペットボトルに入れ替えて，冷蔵庫で冷やし，頻回（10分毎でも可）に一口含んでうがいした後，飲み込むと効果的です．自分の好きな濃さに調節してOKです．

構成生薬３種類

小半夏加茯苓湯㉑▶つわり

半夏，茯苓，生姜から構成される漢方薬です．つわりに使用するときは冷服（冷やして飲むこと）が推奨されます．

小半夏加茯苓湯㉑に蘇葉と厚朴を加えると半夏厚朴湯⑯になります．両剤の保険病名に「つわり」は存在します．それらが無効なつわりには，僕は人参湯㉜を使用します．こちらは何故か温服（温めて飲むこと）が推奨されます．昔は点滴がありませんでしたので，吐いても，吐いても少量を飲ませました．今は重症なつわりには点滴で禁食が楽だと思います．

甘麦大棗湯(72)▶夜泣き，ひきつけ

甘草，小麦，大棗から構成される漢方薬です．どれも食品としても入手可能です．この組み合わせで著効することが不思議ですね．

甘麦大棗湯(72)は僕の師匠である松田邦夫先生の師匠，大塚敬節先生が漢方を志すことになった著効例として有名です．高知で流行っていた産婦人科を畳んで上京すると決心することになった著効例がひきつけに対する甘麦大棗湯(72)でした．僕は運と縁で人生は動いていると思っています．漢方薬はいつも，いつも効くわけではないので，著効例は鮮明に印象に残りますね．

調胃承気湯74▶頑固な便秘

大黄2g，甘草1g，そして芒硝0.5gから構成される漢方薬．大黄甘草湯84に芒硝を加えた処方構成です．

大黄に芒硝を加えると承気湯と呼ばれます．桃核承気湯61，調胃承気湯74，大承気湯133です．気が晴れるという意味も含むそうで，確かに承気湯類で快便となると，「気持ちが晴れて最高だ！」と言う人もいます．まず便秘には頓服で大黄甘草湯84，そして常用で麻子仁丸126または潤腸湯51，それでも快便が得られない時は，僕は桃核承気湯61を好んで使用しています．

大建中湯100▶腹部膨満感

乾姜，山椒，人参から構成される漢方薬です．それらの乾燥末に膠飴（アメ）を加えています．

保険適用漢方薬の中でもっとも使用されている漢方薬です．腹部膨満感が保険適用病名にあるので，イレウスに伴う腹部膨満感に頻用されています．3種の生薬からなる漢方薬ですが，日常臨床では長期投与されています．大塚敬節先生は長期投与には大建中湯100＋桂枝加芍薬湯60を中建中湯と称して使用していました．桂枝加芍薬湯60に膠飴を加えたものは小建中湯99です．

三黄瀉心湯113▶のぼせ，アトピー

黄芩，黄連，大黄と3つの「黄」を含む生薬から構成され

る漢方薬です．大黄を含むので，快便・下痢傾向になります．

黄連と黄芩を含む漢方薬は瀉心湯と呼ばれます．また冷やすイメージの生薬の代表は，黄連と石膏です．イメージというのは実際に健康な人が黄連や黄芩を内服しても冷えません．しかし，のぼせている人に投与するとのぼせが治まり，アトピーの炎症がひどい人に投与すると，赤みやかゆみが落ち着きます．そんな瀉心湯の代表処方が三黄瀉心湯113と黄連解毒湯15です．

三物黄芩湯121▶手足のほてり

黄芩，地黄，苦参からなる漢方薬です．保険適用病名は「手足のほてり」のみです．そんな訴えに効く西洋薬はないので，とても有用です．

地黄含有漢方薬も手足のほてりに有効なことがありますが，地黄を含む八味地黄丸7や牛車腎気丸107，そして四物湯71などに「手足のほてり」は保険適用病名として記載されていません．保険適用病名には拘泥せず使用することが実は肝要です．一方で，保険適用病名をしっかりと記載することも保険医としては当然の義務です．

麻黄附子細辛湯127▶痛み

麻黄，附子，そして細辛の3つの構成生薬からなる漢方薬です．麻黄と附子を含む漢方薬は麻黄附子細辛湯127のみです．

痛みに効く2大生薬は麻黄と附子と説明しています．葛根湯1は麻黄を含むのでいろいろな痛みに有効です．一方で真武湯30は附子を含むので痛みに効くのです．麻黄と附子を共に含有する保険適用漢方薬は麻黄附子細辛湯(127)のみです．しかし，附子は漢方薬との併用目的で生薬附子を追加処方可能です．漢方のステップアップのためには附子の併用を覚えましょう．

茵蔯蒿湯(135)▶蕁麻疹

茵蔯蒿，山梔子，大黄の３つの生薬からなる漢方薬です．大黄があり瀉下作用があります．下痢となるときは，茵蔯五苓散(117)を使用します．

茵蔯蒿湯(135)や茵蔯五苓散(117)は，昔は黄疸に頻用した漢方薬です．黄疸があれば掻痒感も増しますので，掻痒感も含めて楽にする処方構成になっています．茵蔯五苓散(117)は五苓散(17)＋茵蔯蒿ですから，大黄を含んでいません．煎じ薬では各生薬の分量を加減できますが，エキス剤では不可能です．使用できるエキス剤を上手に使いこなす練習を心がけましょう．

どんな症状にも

芍薬甘草湯 68

芍薬6ｇと甘草6ｇから構成される漢方薬．甘くておいしい．甘草の９割は甘味用の食品として使用されています．頓服なら安心して使用可能です．

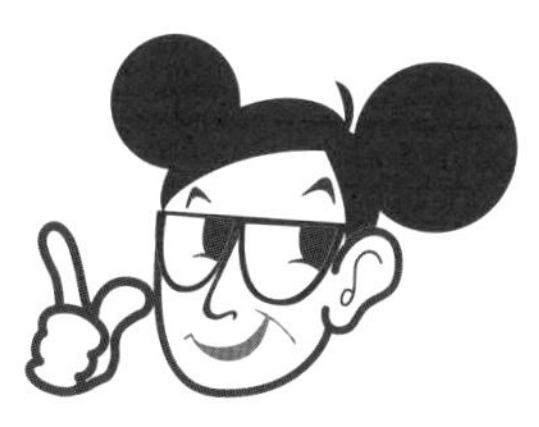

ワンポイントアドバイス

保険適用病名は，「急激におこる筋肉のけいれんを伴う疼痛，筋肉・関節痛，胃痛，腹痛」です．筋肉が攣縮するイメージの痛みに効きます．講演では，「胃けいれん，胆石発作，ぎっくり腰，尿管結石，生理痛，下痢，夜泣き，そしてこむら返りなどに著効する」と説明しています．その他の症状にも救急では頓服で持たせます．いろいろな症状に効きますよ．

コラム 芍薬甘草湯68

芍薬甘草湯68は甘草を最大量含む漢方薬です．含有量は6gです．甘草が1日量で2.5g以上含まれている漢方薬には，添付文書上で，赤枠で以下の禁忌事項が記載されています．

1. アルドステロン症の患者
2. ミオパチーのある患者
3. 低カリウム血症のある患者

甘草が1日量で2.5g以上含まれている漢方薬を再掲します．

6g	芍薬甘草湯68
5g	甘麦大棗湯72
3g	小青竜湯19，人参湯32，五淋散56，炙甘草湯64，芎帰膠艾湯77，桂枝人参湯82，黄連湯120，排膿散及湯122，桔梗湯138
2.5g	半夏瀉心湯14

ですから，上記の漢方薬は禁忌事項1．2．3．が明らかに存在している患者には使用できません．

一方で，万が一禁忌事項1．2．3．がたまたま併存していても，頓服で数日使用するのであれば，通常問題は起こりません．救急外来で禁忌事項1．2．3．が診断されていない時は，僕は迷うことなく芍薬甘草湯68を含めた漢方薬を使用しています．

（新見）

どんな痛みや発熱性疾患にも

葛根湯(かっこんとう) 1

一般人にも知られている漢方薬．交感神経刺激作用がある麻黄(まおう)を含有するので，痛みや急性期の症状に効きます．

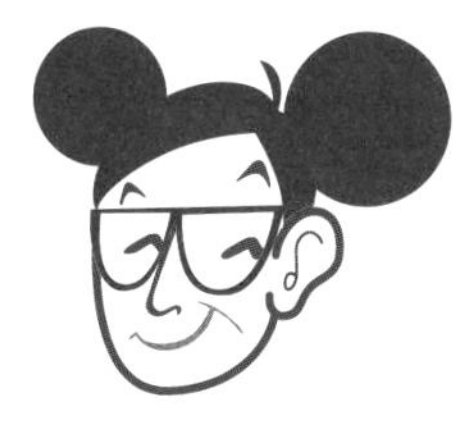

ワンポイントアドバイス

保険適用病名は，「自然発汗がなく頭痛，発熱，悪寒，肩こり等を伴う比較的体力のあるものの次の諸症：感冒，鼻かぜ，熱性疾患の初期，炎症性疾患，肩こり，上半身の神経痛，じんましん」です．ここでは慣例的に「：」は and ではなく or として読みますので，上記の文言の一部が保険病名に含まれていれば OK です．救急疾患にいろいろ使えそうですね．

コラム　葛根湯❶

落語の枕話の１つに葛根湯医者があります．江戸時代にはなんと医師免許はなく，誰もが医者を名乗ることができ，また診療できました．そんな中には藪医者もいたでしょう．そんな藪医者を揶揄するのがこの葛根湯医者のストーリーです．

「どこが悪い？　頭が痛い？　では葛根湯をおあがり．どこが悪い？　胃が痛い？　では葛根湯をおあがり．どこが悪い？　足が痛い？　では葛根湯をおあがり．次は…」

「先生，私は単なる兄貴の付き添いですが」

「付き添い？　退屈だろう！　では葛根湯をおあがり」

付き添いに葛根湯❶が有効かは確かに疑念が生じますが，頭痛，胃痛，筋肉痛には葛根湯❶は有効なのです．つまり，この医者は藪医者ではなくて，実は漢方を知り尽くした名医だったのかもしれません．それほど葛根湯❶は幅広く救急疾患に有効なのです．西洋医学が進歩した今日，すべての救急疾患に対して葛根湯❶で対処することはナンセンスですが，西洋医学的治療の補助療法として，または，西洋医学的には対応できる治療がない時などに漢方薬を使用することは理に適っていますし，患者にとって有益です．是非，実臨床で明日から使用してください．なお，葛根湯❶は桂枝湯㊺に葛根と麻黄を加えた処方です．麻黄は華奢な人ではムカムカ，ドキドキすることがあります．そんな時には葛根湯❶ではなく，桂枝湯㊺が選択肢になります．

（新見）

どんな子ども，どんな水のアンバランスにも

五苓散（ごれいさん）⓱

「水のアンバランス」を漢方では水毒（すいどく）と称します．その代表処方が五苓散（ごれいさん）⓱です．血液以外の液体を水と称します．五苓散（ごれいさん）⓱で治れば水毒（すいどく）ともいえます．

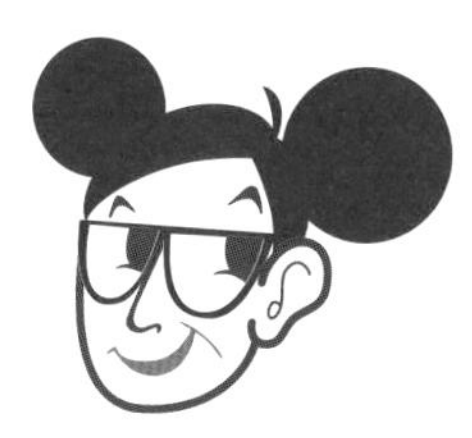

ワンポイントアドバイス

保険適用病名は，「口渇，尿量減少するものの次の諸症：浮腫，ネフローゼ，二日酔，急性胃腸カタル，下痢，悪心，嘔吐，めまい，胃内停水，頭痛，尿毒症，暑気あたり，糖尿病」です．水毒（すいどく）の現代病名をいくつか並べた形になっています．ですから，上記以外でもいろいろな訴えに五苓散（ごれいさん）⓱は有効です．そして子どもの急な訴えの多くは対応可能です．

コラム　五苓散⑰

保険適用漢方エキス剤では茯苓，蒼朮，白朮，沢瀉，猪苓，半夏，防已の2つ以上を含めばオートマチックに利水剤として問題ありません．利水剤とは「水毒」を改善する漢方薬という意味合いです．「水毒」を敢えて現代語に直すと「水のアンバランス」となります．赤い液体は「血」で，それ以外の液体を「水」とザックリ理解しましょう．すると，心不全で泡沫状の痰が出るのも水毒，イレウスで胆汁を吐くのも水毒，下痢も水毒，むくみも当然に水毒，頭の中がむくんでそしてめまいが生じると考えれば，めまいも水毒になります．すると，むしろ水毒を治す薬剤で軽快する症状を水毒と理解する方が実臨床には有効なのです．

現代医学のように演繹的に，論理的に語れないものが漢方です．帰納的に情報を集めた集大成が漢方的思考ともいえます．西洋医学的思考に囚われていると漢方は嫌いになります．困っている患者さんに，西洋医学で治らないのであれば，漢方でも使ってみよう，漢方は幸いにも保険適用なのだから，嫌いでも試してみようと思って，僕は漢方を使い始めました．そしてその有用性を体感できました．古典を読む必要も，処方選択に漢方診療が必須ということもありません．今ある漢方薬が，今困っている訴えや症状に有効であれば，それで十分なのです．気楽に使い始めてください．それが上達の第一歩です．また，漢方薬が直感で嫌いな先生も，救急の専門家である中永先生が勧めている「漢方1st」は使ってください．「漢方 1st」とは西洋医学では対応できない時です．まさに漢方の出番です．（新見）

どんな疲れにも

補中益気湯 ㊶

人参（朝鮮人参）と黄耆を含む漢方薬で，参耆剤と呼ばれます．保険適用漢方エキス剤に参耆剤は 10 種類あり，どれも「疲れ」に効きますが，補中益気湯㊶は参耆剤の王様です．

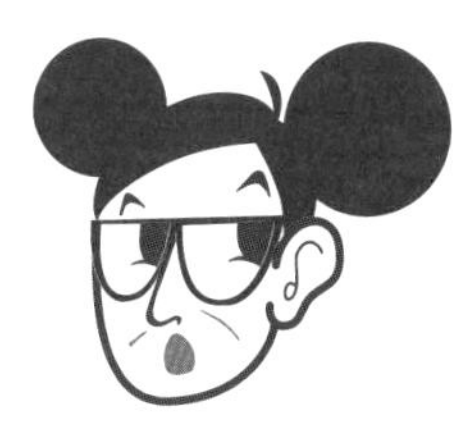

ワンポイントアドバイス

保険適用病名は，「消化機能が衰え，四肢倦怠感著しい虚弱体質者の次の諸症：夏やせ，病後の体力増強，結核症，食欲不振，胃下垂，感冒，痔，脱肛，子宮下垂，陰萎，半身不随，多汗症」です．「：」は and ではなく or として読みます．つまり上記の文言の一部を保険病名として記載すれば OK です．どんな「疲れ」にも使えそうですね．

コラム　補中益気湯㊶

朝鮮人参はみなさまのイメージの如く元気を付ける生薬です．日本薬局方では「ニンジン」と記載されています．その朝鮮人参の効果を増強する方法の 1 つが黄耆の併用です．朝鮮人参と黄耆を含む参耆剤は，保険適用漢方薬には補中益気湯㊶を含めて 10 種類あります．最初は補中益気湯㊶だけで事足りますが，将来的には自分が使いやすい参耆剤を増やしていきましょう．補中益気湯㊶の次に覚える参耆剤は，十全大補湯㊽と人参養栄湯(108)です．

十全大補湯㊽のキーワードは十全大補湯㊽の保険適用病名にある「貧血」です．貧血様症状を伴う場合，または将来予想される時などに十全大補湯㊽は重宝します．つまりがんを患っている患者には有益な処方なのです．手術でも，抗がん剤でも，放射線治療でも貧血となります．ですから，がん領域では重宝されるのです．

次に人参養栄湯(108)で，こちらはフレイルがキーワードです．漢方的には未病といったイメージです．高齢者がちょっとした不調を訴えた時に有効な処方なのです．

そして残り 7 つの参耆剤をご紹介します．半夏白朮天麻湯㊲はめまいがキーワード，帰脾湯(65)と加味帰脾湯(137)は精神科領域で一押しの参耆剤です．大防風湯(97)は関節痛，当帰湯(102)は胸部の痛み，清心蓮子飲(111)は泌尿器疾患向け参耆剤，そして清暑益気湯(136)は熱中症対策の参耆剤と覚えましょう．どれも相当重宝します．

是非とも明日から使用してください．　　　（新見）

どんな高齢者にも

真武湯(しんぶとう) ㉚

温める作用と鎮痛作用が強力な附子(ぶし)を含んでいる生薬です．高齢者の葛根湯(かっこんとう)❶とも称される真武湯(しんぶとう)㉚です．高齢者に試しに使ってみてください．

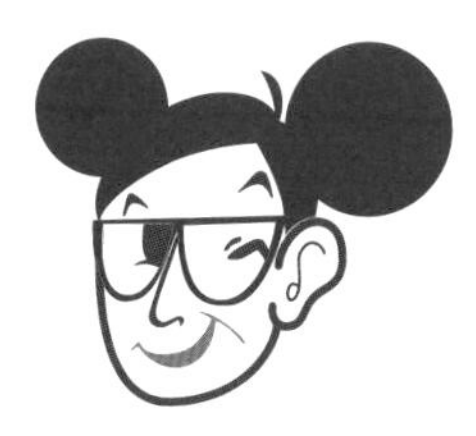

ワンポイントアドバイス

保険適用病名は，「新陳代謝の沈衰しているものの次の諸症：胃腸疾患，胃腸虚弱症，慢性腸炎，消化不良，胃アトニー症，胃下垂症，ネフローゼ，腹膜炎，脳溢血，脊髄疾患による運動ならびに知覚麻痺，神経衰弱，高血圧症，心臓弁膜症，心不全で心悸亢進，半身不随，リウマチ，老人性瘙痒症」です．「：」は or です．高齢者多くの訴えに効きそうでしょ！

コラム　真武湯㉚

真武湯㉚は茯苓と蒼朮を含むので利水剤です．そして附子を含むので附子剤です．他に芍薬と生姜を含んでいます．生薬から漢方薬の性質を類推できます．そして，真武湯㉚は高齢者の葛根湯❶とも称される漢方薬です．生薬から漢方薬をイメージする取り組みの集大成は「3 秒でわかる漢方ルール」（新興医学出版社）として上梓しました．最初は症状と漢方薬を 1 対 1 対応させて，使いながら覚えていけばいいのです．まず使うことが上達の第一歩です．そして漢方薬に興味を持てば「3 秒でわかる漢方ルール」を利用して生薬から漢方薬のイメージを推測してください．医療用漢方薬はどれも OTC として薬局で売っているものと同じです．つまり薬剤師の判断で勧めても，厚生労働省が問題ないとしている薬剤です．一般用第 2 類医薬品です．附子が入っているものは指定第 2 類医薬品となります．また，漢方薬は西洋薬剤と異なり，大規模臨床試験を経ずに，経験を基に認可されています．ですから，保険適用病名に西洋医からすると「うさん臭い？」病名が混在することもあるのです．そんな症状も「少々楽になることがあるのだろう」といった認識で十分です．葛根湯❶，五苓散⑰，補中益気湯㊶，真武湯㉚などは本当に多種類の病名が並んでいます．漢方の有効性を僕は 3 割前後と語っています．もしも 7 割効くのであれば，ランダム化研究を行うべきでしょう．漢方は 1 剤の有効率は低くても，いろいろな選択肢があるので，トータルでは 7 から 8 割効くと思っています．ともかく，気軽に明日から使用してください．（新見）

コラム　鍼灸按摩について思う

昨年は柔道整復師を志す学生に講義をしました．また鍼灸師を志す学生にも授業を行いました．人に教えることは自分が勉強になります．そして彼らから鍼灸按摩を教えてもらうことも僕の勉強になります．漢方は生薬が必要です．ですから昔はお金がとても掛かる治療と思われていました．現在は，漢方薬は医療保険の適用にもなりました．また自費で OTC として購入しても，クリニックや病院からもらう診断料や処方箋料を加味すれば，医療用漢方薬と比較してもそれほど高額でもありません．しかし，昔は一部のお金持ちの治療が漢方でした．一方で按摩（マッサージ）は生薬のような消耗品が不要です．針治療や灸治療も消耗品の価格は高額ではありません．ですから，庶民に普及しました．そんな知恵は現在でも日本全国で行われていますし，その恩恵にたくさんの方が与っています．そんな鍼灸按摩治療もエビデンスという観点からは漢方と同じく，西洋医を納得させるものはありません．経験的によいと思われているからよいのだという論調です．21 世紀になり，そろそろ漢方も，鍼灸按摩治療も明らかなエビデンスの確立をめざして臨床試験を行ってもらいたいと思っています．それができなければ，西洋医学と同じ土俵に上がることはまだまだ先に思えるのです．しかし，エビデンスがないのなら使用しないという訳ではありません．エビデンスとはマス(大多数)に統計的有意差を持って有効という意味合いです．困っている時に，または患者さんがそれを希望する時には試行してみればいいのです．（新見）

コラム エビデンスについて

エビデンスとは人を説得できる証拠といった意味合いと思っています．薬品レベルで最も人を説得できるものはダブルブラインドランダム化臨床試験です．2番目はRCTで薬剤を飲んだ群と飲まない群をくじ引きで決めます．3番目はくじ引きをせずに2群に分けて将来の結果を比べる，または飲んだ群と飲まない群を昔のカルテから調べるといったものです．4番目は症例報告です．そして5番目が動物実験やシャーレ内での培養細胞などでの実験です．健康食品やサプリメントで消費者を説得するためによく行われるのが4番目と5番目のものです．がんからの生還報告とか，動物実験での抗がん作用の説明です．一般人はこれで納得するのです．漢方薬は過去の歴史での有用性から超法規的に保険適用されています．これは4番目の結果の集積といった意味合いです．2群に分けての研究もランダム化したものも極わずかです．ましてや1,000例規模のランダム化研究は和漢にはないと思っています．抗がんエビデンスを積み重ねるフアイアは1,000例規模の肝細胞がんのRCTを行い，生存率をエンドポイントとして統計的有意差を持って勝っています．現在，肺がん，乳がん，消化器がんでRCTが進行中です．僕は患者さんが抗がん生薬を希望する時にフアイアを10年以上勧めてきました．フアイアは中国では抗がん新薬として使用され，2018年に明らかな抗がんエビデンスを獲得しました．これからの展開が楽しみです．

（新見）

コラム　中国語を勉強して

1998年にオックスフォードから帰国して，いろいろなことに興味を持ちました．外科医の臨床とオックスフォードで培った研究者としての姿勢，それらに加えて，漢方の勉強を始め，そして法律や経営学にも興味を持ちました．漢方を勉強してよかったことは，①明らかな抗がんエビデンスを持つ生薬フアイアと出会えたことと，②中国語の勉強を始めたこと，そして③素晴らしい師匠である松田邦夫先生に教えて頂く機会に幸運にも恵まれたことです．和漢とは全く別の世界である中国の漢方，それも日本化された中医学ではなく，本当の中医学を垣間見たく中国語の勉強を始めました．凝り性な僕は1年かからずにHSKの5級に合格できました．HSKは世界各国で行われている中国語の試験です．1級から徐々に難しくなり6級が最上級です．5級でなんとか60%の点数を獲得し，次に6級をめざしていますが，この壁が高いのです．気長にボツボツと挑戦を続けようと思っています．中国語を学び始めて，中国を訪問するようになり，本当の中国を垣間見ることができたことは大きな収穫でした．日本のメディアは中国の超速な発展を全く伝えていません．是非，一度は中国の大都市を訪問してください．隣国の成長を正しく知るために．ちなみに，中国の漢方薬は和漢の量の数倍から10倍です．中国の漢方医（中医）になるには5年間勉強します．その1年目に勉強する基礎的漢方薬や生薬は数百を超えます．一方で，和漢の保険適用漢方エキス剤と，それを構成する生薬数は百数十です．

（新見）

コラム 蘇州で出会ったビジネスマン達

中国語を勉強し始めて，たくさんの出会いに恵まれました．中国の蘇州は，シンガポールが街の建設の援助をしています．そこにはシンガポールの最高学府であるリー・クアンユー大学の分校もあります．そこで行われたビジネスマンを中心とするミーティングに僕も参加しました．中国の発展を勉強し，これからの中国にいろいろな面で興味を持つ人達が 1 週間集まりました．高額な授業料を払った数十人の 1 週間にわたる合宿でした．医療の他にいろいろと興味を持ってきた僕です．そしていろいろと挑戦してきた僕です．そんな僕にとって本当に貴重な出会いが満載でした．

リンダ・グラットンが「ライフ・シフト」という本を書いています．以前は仕事を得るために学ぶ時期（多くは 20 歳前後まで），そして 1 つの仕事に打ち込んで成果を上げ稼ぐ時代，最後に引退して余生を楽しむ時代の 3 つの時代を生き抜けば十分でした．ところが，5 年先が見えない今日，20 歳前後までに学んだことで，稼ぎきれる人はほとんどいません．また，引退できる年齢もどんどんと高齢化し，100 歳までの人生設計が必要な世の中です．

そんな激動の時代に還暦を迎え，刺激的で魅力的な人達と語らい，僕もこれからの将来にまた飛躍できるような挑戦をしたいと思っています．漢方の勉強は本当に僕にたくさんのものを与えてくれました．感謝で一杯です．最近，僕はリハビリテーションを勉強しようと思っています．リハビリテーションは漢方からちょっと遠いのです．だから僕は勉強したいのです．（新見）

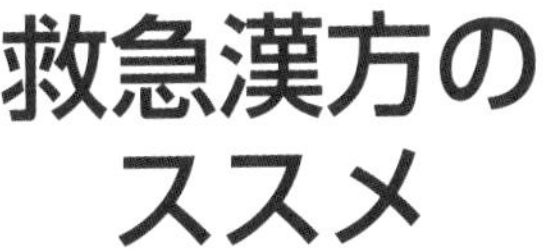

救急漢方のススメ

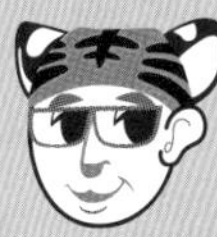

中永士師明

救急漢方のススメ

そもそも傷寒論は感染症に対抗するための手立て

漢方のバイブルと目されている傷寒論は後漢の時代に張仲景によって著されたといわれています．急性熱性感染症（風邪，インフルエンザ，腸チフスなど）の対処について数多く記載されています．当時は生薬栽培もないため採取に手間がかかるうえに貴重なもので庶民は容易に手に入れられませんでした．たとえ，処方されても煎じ薬のため，服用までに時間がかかり，その間に病状は進行して敗血症に陥って経口摂取ができなくなり，救えなかったと想像できます．いずれにせよ，初期対応が重要でそのために感染症の初期対応の手立てとして傷寒論は作られた「救急マニュアル」であったといえます．現在は品質が均一化されたエキス剤があり，症状発現とともにすぐに服用することもできます．先人の知恵を現代においても活用しない手はありません．ただし，現代では生活習慣病，ストレス社会，高齢化による多疾患の併発，術後管理，担がん状態，西洋医学の発展など2000年前とは異なる社会環境にあります．この環境変化に配慮した現在に合わせた新しい漢方治療も必要になるでしょう．

救急で本当に漢方薬は役に立つのか？

救急外来には急性期だけではなく，慢性期の難治性症状（特に疼痛）に対しても我慢できなくなったという理由で患者さんが受診します．急性期だけでも打撲，捻挫，骨折など外傷に伴う疼痛や，尿管結石症，感染症など内科的疾患に伴う疼痛など，多種多様なケースに遭遇します．めまいなどは重症でなくてもふらついて歩けないので救急搬送となることもあります．まずは西洋医学を基準とした標準治療を行いますが，そのようなアプローチだけでは改善できない患者さんも存在します．そのような場合に漢方薬が大いに役立ちます．

どのような救急患者が漢方薬治療の対象となるのか？

救命処置が必要な重症ケースでは漢方薬治療の対象とならず，一次・二次救急に幅広く応用できます．漢方薬は1剤で複数の症状に対応できます．そのため，既往症の多い場合や多愁訴（不定愁訴）の場合に特に有効です．患者さんは「これまであらゆる検査をしてきました．とにかく今のつらい症状をとってほしい」と言われます．漢方医学には未病という概念があり，血液生化学検査，画像検査では明らかな異常がない場合も未病の範疇に当てはまり，救急外来でも漢方薬が著効することがあります．

多くの既往症がある急性上気道炎

急性上気道炎で発熱，頭痛，嘔吐，下痢がある場合に西洋医学的アプローチでは消炎鎮痛薬，制吐薬，止瀉薬の3剤を投与します．既往症が多く，5種類ぐらいの服用があると8種類もの内服が必要となり，薬物の相互作用の心配が出てきます．漢方薬では葛根湯（かっこんとう）❶1剤で発熱，頭痛，嘔吐，下痢に対応できます．漢方薬は安価なため，医療経済上も優位になります．

救急搬送を繰り返す過換気症候群

過換気発作を繰り返す患者さんが救急搬送されてきた場合，とりあえず，ジアゼパムの筋肉注射をして様子をみます．

しばらくすると症状は治まりますが，発作の原因や対処法を解決しない限り，再度救急受診されます．そこで，苓桂朮甘湯(39)を３包服用してスッキリすると患者さんは安心して再来を繰り返さなくなります．ただし，「先生の外来にかかりたい」と言われることもありますので，上手くフォローしてあげてください．

破傷風への漢方と鍼治療

破傷風は開口障害，嚥下困難になるので経口摂取は危険です．入院治療が必要になりますが，まずは経鼻胃管を挿入して，20 mL のお湯に溶いた葛根湯(1)３包と芍薬甘草湯(68)３包を注入します．さらに頸部と腰部（風池，天柱，肩井，腎兪，大腸兪など）に鍼を施術します．破傷風トキソイド，抗破傷風人免疫グロブリン，抗菌薬投与は必須ですが，循環管理上，交感神経過緊張に難渋します．漢方薬と鍼で筋弛緩薬の併用が回避でき，交感神経過緊張も軽減できます．

小児の口唇アレルギー

メロンゼリーを食べて口唇だけではなく，顔面浮腫までできたした６歳の女児に対して香蘇散(70)を１包（小児にとっては多めの服用量です）内服させたところ，10 分で咽頭の刺激感やかゆみが改善しました．1時間後には口唇の浮腫も消失し，治療は終了しました．初回の倍量投与が救急外来で漢方薬を効かせるコツです．

つわりと風邪

つわりがひどく，食欲不振で体力が衰えて風邪を引いた患者さんが受診しました．西洋薬ではつわりが治まらなかったようで半夏厚朴湯(16)と香蘇散(70)を出したところ，1日で嘔気が治まり，食事も摂れるようになりました．この患者さんでは2週間服用を続けました．

尿管結石症に漢方薬と鍼治療

尿管結石症は激痛で七転八倒する患者さんもいます．まずは志室に鍼を施術します．患側だけでもいいですが，私は両側を施術しています．薬剤を薬剤部から届けてもらって湯に溶かす頃には激痛が鈍痛程度になります．そこで，芍薬甘草湯(68)と大建中湯(100)を3包ずつ服用します．症状が軽減すれば，ツボを教えてあげて漢方薬は減量もしくは終了します．

ギックリ腰に芍薬甘草湯(68)

高血圧の既往がある高齢者でも急性腰痛症で救急受診した場合には芍薬甘草湯(68)を3包服用させます．家族が入院の準備をしてきても「歩けるようになったから帰る」といって1時間ぐらいで独歩帰宅した例があります．芍薬甘草湯(68)を薬剤部から届けてもらって湯に溶かすのに時間がかかることがあります．そのような場合には先に腰部（腎兪，志室，大腸兪，腰陽関，腰眼，胞肓など）に鍼を施術します．ほとんどの場合，腰痛は軽減します．その場合は芍薬甘草湯(68)の服用は1包で十分です．特に芍薬甘草湯(68)は偽アルデステロン症を起こすことがあるので症状が改善したら終了します．予防投与は不要で，長期化しそうな場合は芍薬甘草湯(68)は頓用にして八味地黄丸(7)や桂枝茯苓丸(25)に変更します．

急性虫垂炎に大黄牡丹皮湯(33)

急性虫垂炎は手術適応ですが，まずは抗菌薬とともに大黄牡丹皮湯33を服用します．仕事の関係でできるだけ保存的治療を望まれた患者さんがいました．大黄牡丹皮湯33とともに抗炎症作用のある柴苓湯114を併用したところ，症状が改善しました．もちろん，悪化すれば手術ですが，特殊な事情で緊急手術が困難な場合もあり得ます．

私自身，東日本大震災の診療支援で漢方薬を活用した経験があります．医療資源が枯渇している状況では西洋薬だけでなく漢方薬も不足します．西洋薬を補完する意味でも漢方薬の活用が欠かせません．日常診療で漢方薬治療に触れていなければ災害時に使うことはできません．非常事態に備えるためにも漢方薬を使用しておいてもいいと思います．

難治性しゃっくりにツボ

視床出血により難治性しゃっくりから呼吸停止に至った患者さんがICUに入室されました．主治医はすでに芍薬甘草湯68も経鼻胃管から投与していましたが効果がありませんでした．そこで天突というツボを3分間程度押したところ，直ちにしゃっくりが消失しました（176ページ参照）．数時間すると再度しゃっくりが出現しましたので，天突の刺激と芍薬甘草湯68を続けることで再発しなくなりました．

薬剤性アレルギーのある痛風発作

数日前から足の発赤，熱感，疼痛が悪化して救急外来を受診した患者さんを診察したところ，母趾の症状を主体に足全体が発赤，腫脹し，足を引きずるような状態でした．尿酸値，CRPともに高値でしたが，鎮痛薬でアレルギーを起こした既往があり，鎮痛薬の処方は躊躇されます．ただちに越婢加朮湯28を服用してもらったところ，アレルギー反応はなく，尿酸排泄促進薬とともに越婢加朮湯㉘を３日分処方して帰宅しました．

漢方薬は救急外来で服用させて経過観察します．その場の１回投与だけで終了，追加服用，帰宅後の服用など，症状に合わせて対応します．アレルギーなどで他の薬剤が投与困難な場合に代替薬として漢方薬もあることを知っているだけでも診療の幅が広がるでしょう．

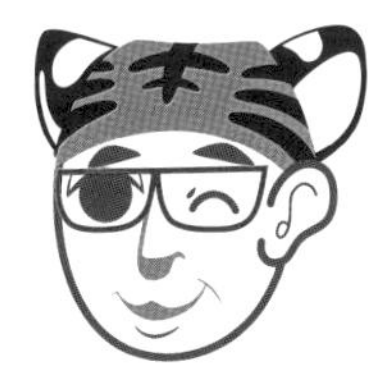

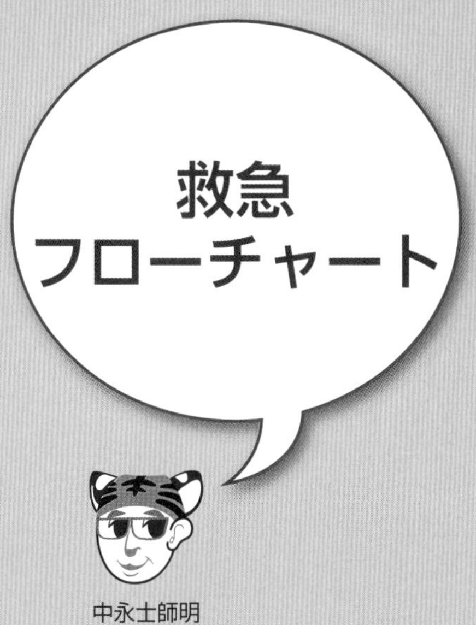

漢方の位置づけ

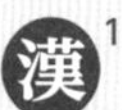 1st　西洋医学では対応できない

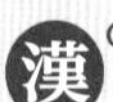 Good　漢方の方がよい

 おまけ　漢方はおまけ

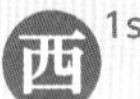 1st　西洋医学的対処でないとダメ！

＊各症状，各疾患を上記で位置づけしましたが，漢方を使い慣れてくると軽症～中等症で漢方の出番がない症例はほぼなくなります．西洋医学ファーストになるのは多発外傷，急性冠症候群，高血圧緊急症，重篤な喘息発作など超急性期で，重症度の高い症状や疾患です．

急性上気道炎・1

うなじがこわばり，
発汗していない

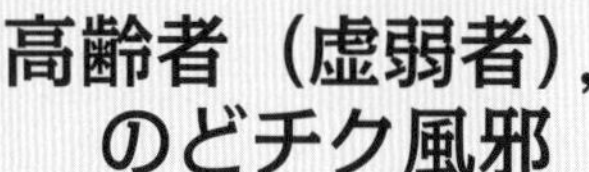

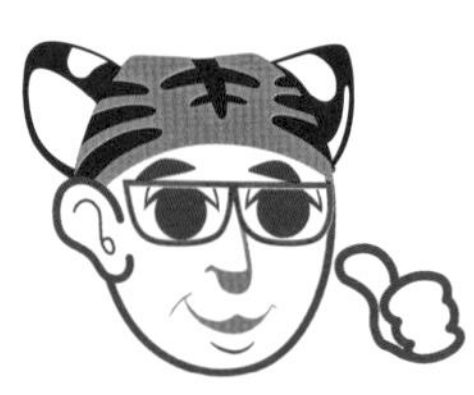

ワンポイントアドバイス

発汗させて風邪を治すという発想は西洋医学にはありません．消炎解熱薬は一時的に症状を軽減させますが，薬効が切れると症状のぶり返すことがあります．一方，漢方は発汗して症状が軽快すれば終了します．風邪に漢方薬を使ってみると症状や年齢などに合わせた処方選択の面白さに気づきます．

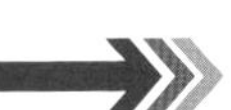

葛根湯（かっこんとう） 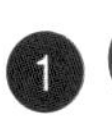 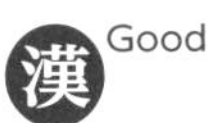

頭痛，項部痛，肩こりなど上半身の症状が主体です．発汗していないか，汗がにじむ程度にしか出ていない状態に．

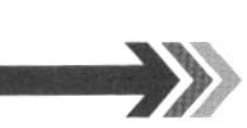

麻黄附子細辛湯（まおうぶしさいしんとう）  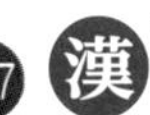

虚弱体質で，ゾクゾクと寒気がするだけで，熱感はない状態です．はじめから咽喉がチクチクと痛む風邪にも応用できます．

ワンポイントアドバイス

葛根湯（かっこんとう）❶は項背部が強ばる熱性疾患（風邪，中耳炎，鼻炎，乳腺炎，髄膜炎，破傷風など）を発汗させて治す漢方薬です．体を温め，汗が出るまで 15 分～30 分間隔で 3 包までお湯に溶いて服用します．汗が出たら，葛根湯（かっこんとう）❶の服用は終了します．

急性上気道炎・2

妊娠中，乳幼児，
胃腸虚弱

風邪ですでに汗が出た

ワンポイントアドバイス

妊娠初期，特に 7 週までは器官形成期のため，薬は一切服用せずに我慢する妊婦さんに遭遇することがあります．また，胃弱の患者さんは市販の風邪薬にも神経質です．妊娠中や胃の弱い方も安心して服用できる香蘇散（こうそさん）⑳は患者さんにとって大いなる福音となります．胃腸虚弱だけではなく，胃腸症状が主となる風邪に有効です．

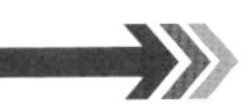

香蘇散(こうそさん) 70 漢 1st

胃腸が弱く，頭痛，発熱，悪寒，関節痛などの症状があり，発汗していないか，汗がにじむ程度にしか出ていない状態に．麻黄(まおう)が胃に障る人の「胃腸型風邪」に応用します．

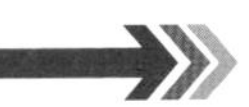

柴胡桂枝湯(さいこけいしとう) 10 漢 1st

発熱して発汗しているにもかかわらず，関節痛，頭痛，嘔気などがある場合に使用します．

ワンポイントアドバイス

悪寒・戦慄は体温上昇のための生体反応です．そのような状態に消炎解熱薬は症状を遷延させるだけです．附子(ぶし)が含有されているので虚弱体質に用いても大丈夫かどうかが懸念されますが，健常な時ではなく，悪寒している状態に使用するので心配はありません．麻黄附子細辛湯(まおうぶしさいしんとう)127を服用しても寒気が取れるだけで，発熱するわけではありません．

気管支喘息

発作時に熱がある

発作時に寒気がする

間歇期

ワンポイントアドバイス

軽度の発作時には短時間作用性吸入β_2刺激薬を使用します．中等症以上の発作では吸入β_2刺激薬を反復投与のうえ，酸素投与，ステロイド（ヒドロコルチゾン，メチルプレドニゾロン）の点滴静注を行います．なお，アミノフィリンの点滴静注はけいれん疾患を合併している小児や乳児では推奨されていません．

ツボ (p.176) CV22 天突

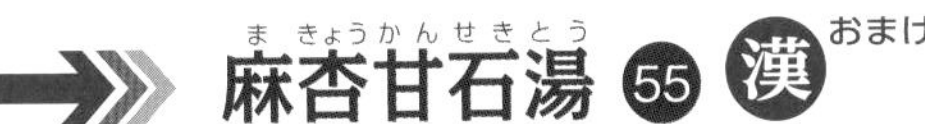

麻杏甘石湯 55 漢 おまけ

顔が赤くなり，口が乾いて，汗が出ている状態に．入院治療を要する重症例では西洋医学的対処を行います．小児には麻杏甘石湯 55 に桑白皮が加わった五虎湯 95 を用います．

小青竜湯 19 漢 おまけ

顔に赤みがなく，鼻水やくしゃみが多い状態に．冷えや水分調整は漢方の得意分野．併用で早期改善が見込めます．

柴朴湯 96 漢 おまけ

気管支喘息の間歇期のファーストチョイスです．西洋薬での治療が長期化するとき，漢方薬も併用します．小児には柴朴湯 96，成人には大柴胡湯 8 ＋半夏厚朴湯 16 を用います．

ワンポイントアドバイス

発作時には西洋薬を優先しますが，西洋薬の投与量を軽減する目的で漢方薬を併用します．麻杏甘石湯 55 は麻黄，杏仁，甘草，石膏の４つの生薬で構成されています．麻黄＋杏仁で去痰・鎮咳作用，麻黄＋石膏で止汗作用，麻黄＋甘草で気管支拡張作用を発揮します．顔が赤くて，鼻水やくしゃみの多い場合には麻杏甘石湯 55 と小青竜湯 19 を併用します．

急性気管支炎・1

微熱〜高熱＋咳

ワンポイントアドバイス

細菌や真菌によるものでは抗菌薬を投与します．しかし，ウイルスによるものでは対症療法しかなく，西洋医学的アプローチでは発熱には解熱薬，咳込みには鎮咳薬や去痰薬など，種々の症状に対して複数の治療薬が必要となります．しかし，多成分系薬物の漢方薬は1剤で複数の症状に対応できます．

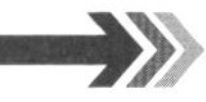

小柴胡湯  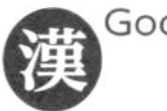

咳をして，心窩部が張って悪心があり，嘔吐．寒気と発熱が交互に繰り返される状態に．
小児の気管支炎の第一選択となります．

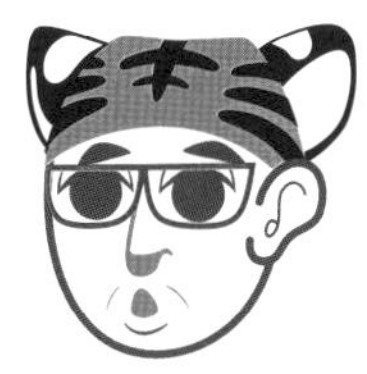

ワンポイントアドバイス

気管支炎の初期には小柴胡湯⑨で対応します．咳嗽が強い場合には半夏厚朴湯⑯を併用します（柴朴湯96）．半夏厚朴湯⑯の半夏や厚朴の鎮咳，去痰作用，茯苓の水分バランスの調整作用で，湿性痰や気道浮腫を軽減します．麦門冬湯㉙の水分調整の作用で咽喉に潤いを与え，乾燥を軽減します．症状が強い場合は麦門冬湯㉙と小柴胡湯⑨を併用します．

急性気管支炎・2

乾性の咳

発熱＋湿性の咳

ワンポイントアドバイス

急性気管支炎の治療方法は，原因に応じて異なります．ウイルス感染による場合には基本的には対症療法が中心になります．しかし，重症の呼吸障害を引き起こすこともあるので，抗菌薬，抗ウイルス薬，抗真菌薬などを適宜使用します．これらの抗微生物薬には抗炎症作用はなく，ステロイド薬の併用が必要となることもあります．

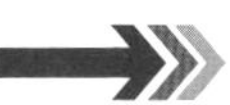

麦門冬湯  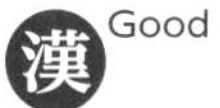

咽喉が乾燥し，顔面が紅潮するほどに激しい咳込みが続く状態に．麦門冬湯㉙は咽喉に潤いを与えます．初回は 1 度に 2～3 包を服用しますが，効果発現に少し時間がかかるため，1 週間程度の服用は必要です．

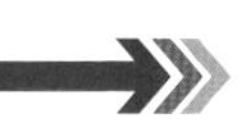

柴朴湯  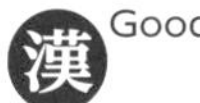

咽喉に異物感（絡んだ痰が残っている感じ）があり，痰の絡んだ咳をしている状態に．
私の中では，柴朴湯96は急性気管支炎，半夏厚朴湯⑯は慢性気管支炎と使い分けています．救急では半夏厚朴湯⑯の出番は多くないです．

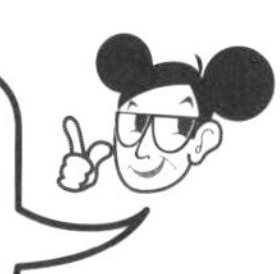

僕は柴胡は「こじれた場合」に使用するよ！
中永先生の経験から導き出された例外の知恵ですね．
いろいろに効くのが漢方の魅力の1つです．

ワンポイントアドバイス

気管支炎では鎮咳薬や去痰薬の使用が一般的ですが，解熱作用はありません．柴朴湯96には小柴胡湯⑨の含有生薬がすべて含まれているために発熱性疾患に適応できます．また，半夏厚朴湯⑯の含有生薬がすべて含まれているために柴朴湯96だけで発熱，咳込みともに制御できるため，1 つの処方で 3 つの効能が見込めます．

しゃっくり

ファーストチョイス

高齢者，虚弱体質

ワンポイントアドバイス

しゃっくりは中枢性（脳血管障害の後遺症など），末梢性（肺炎，気管支喘息など），横隔膜性（横隔膜けいれん）のいずれかにより発症します．しゃっくりが長引くと，食事や睡眠が妨げられて体力を消耗することにもなりかねません．気管支拡張剤，降圧薬，ステロイド薬などでも起こりうるので，しゃっくりの副作用の記載がないか，添付文書を確認しましょう．

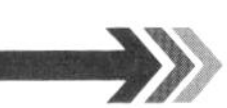

芍薬甘草湯 68 漢 Good

芍薬甘草湯68は単収縮には影響がなく強縮のみを抑制するため，ジアゼパムで起こりうる呼吸抑制の心配はありません．実際には芍薬甘草湯68を1度に3包頓用し，天突のツボを指圧します．

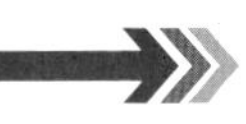

呉茱萸湯 31 漢 おまけ

芍薬甘草湯68を投与し，天突のツボを5分ほど指圧しても無効な場合に呉茱萸湯31を追加します．

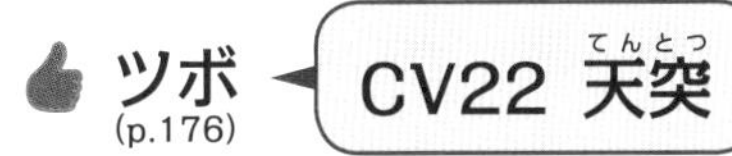

ワンポイントアドバイス

しゃっくりは呼吸筋の間代性けいれんによるものなので，末梢性筋弛緩作用のある甘草を含有する芍薬甘草湯68を用います．呉茱萸湯31は高齢者や虚弱体質で胃が冷えてしゃっくりが起こる場合に用います．芍薬甘草湯68を併用する場合は偽アルデステロン症をきたす可能性があるので，頓用にします．

嘔吐症

二日酔い，周期性嘔吐

嘔気

ワンポイントアドバイス

五苓散⑰は水分の吸収障害で消化管に水分が貯留して嘔吐する場合に用います．嘔気が強い場合はメトクロプラミドを先に投与することもあります．漢方特有のにおいがさらに嘔気を誘発することがありますが，嘔吐を繰り返しても少量ずつゆっくりと服用させているといつの間にか嘔吐が治まってしまいます．

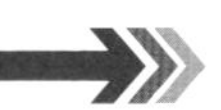

五苓散 ⑰ 漢 Good

口は乾くが，水を飲むと嘔吐する時に，五苓散⑰を 20 mL のお湯に溶かし冷ましたものを 2 mL ずつゆっくりと服用すると（途中で嘔吐しても続けます），服用終了時には改善します．

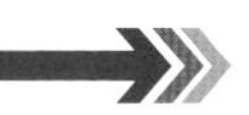

半夏厚朴湯 ⑯ 漢 Good

咽喉に異物感があり，強い吐き気を催す時に．つわりにも応用可．
五苓散⑰と同様に冷やして，ショウガを少量加えると嘔気を抑えます．

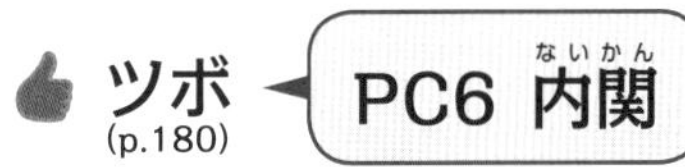

ワンポイントアドバイス

半夏厚朴湯⑯に含まれる，生姜には末梢性の制吐作用があります．茯苓は水分バランス，厚朴は消化管の平滑筋けいれんを抑え，蘇葉は食欲増進，鎮静作用があります．

配合される生薬数が少ないほど，効果発現が早まります．半夏・生姜・茯苓の 3 剤で構成された小半夏加茯苓湯㉑でも OK です．

下痢

乳幼児

心窩部が痞(つか)える

感染性腸炎,
潰瘍性大腸炎

ワンポイントアドバイス

五苓散(ごれいさん)⑰は水分の吸収障害で消化管に水分が貯留して下痢する場合に用います．感染性腸炎で症状が強い場合は柴苓湯(さいれいとう)⑭を用いることもありますが，乳幼児では五苓散(ごれいさん)⑰だけで効果が得られます．腸内細菌が漢方薬の作用を高めるため，整腸薬も併用します．感染性腸炎で症状が強い場合は，抗炎症作用の強い小柴胡湯(しょうさいことう)⑨を併用します（柴苓湯(さいれいとう)⑭）．

👍 ツボ
(p.179, 181, 182)

LI4 合谷,
BL52 志室,
ST36 足三里

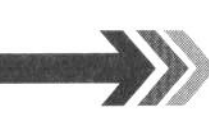

五苓散  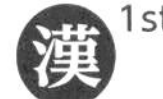

水様性の下痢に．嘔吐を伴うような場合にも．

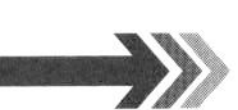

半夏瀉心湯 ⑭ 漢 Good

嘔気，お腹がゴロゴロと鳴る軟便に．成人の感染性腸炎のファーストチョイス．救急外来ではまずは五苓散⑰と併用し 2～3 日後，便の性状をみて，1 剤に減量します．

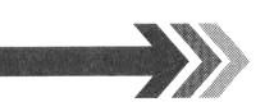

柴苓湯 ⑪⑭

水様性の下痢，嘔吐に加えて発熱が続く場合に．

ワンポイントアドバイス

半夏瀉心湯⑭は悪心，嘔吐を抑える生薬（半夏，乾姜）や心窩部の痞えを改善させる生薬（人参，乾姜）を含有します．そのため，消化管の運動機能に異常がある場合に用いられます．症状の改善が得られない場合には半夏瀉心湯⑭と五苓散⑰を併用します．口内炎にも応用可能です．

急性胃炎

胃痛，胃酸過多，
空腹時痛

効果を強めたい

胃もたれ，早期膨満感

ワンポイントアドバイス

急性胃炎の多くは胃の安静を保つと自然に消失します．ストレスやアルコールの過剰摂取，鎮痛薬の長期摂取などが原因となっている場合には症状が長引くこともあります．その際は症状の程度に合わせて，制酸薬や胃粘膜保護薬などを使用します．鎮痛薬に胃粘膜保護薬を併用しても上部消化管症状を訴える場合に安中散❺に変更します．

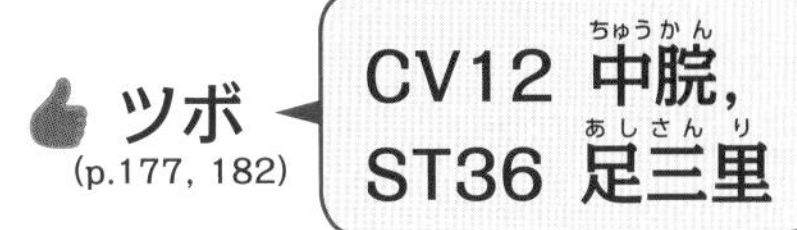

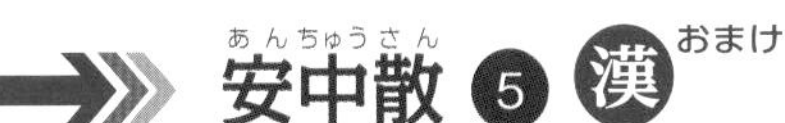

潰瘍治療薬や健胃消化薬などが無効な場合に胃痛のキーワードでファーストチョイスになります.
安中散5はアニサキス症にも使用可能.

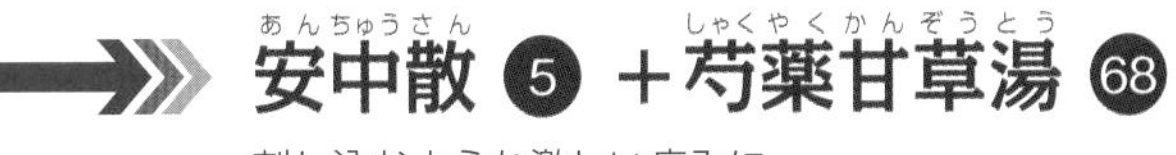

刺し込むような激しい痛みに.

六君子湯 43 漢 Good

胃痛はないのに，すぐにお腹がいっぱいになり，食欲が低下している状態に.

ワンポイントアドバイス

術後通過障害で繰り返しブジーが必要となる場合に六君子湯43が著効することがあります．この場合，食欲がなくなっているので，通常 1 日量より少なめで大丈夫です.

六君子湯43は胃適応弛緩作用，胃排出能促進作用，グレリン分泌促進（食欲増進）作用，胃粘膜血流増加作用などが明らかになっています.

急性胃腸炎

乳幼児

成人

ワンポイントアドバイス

急性胃腸炎の治療は十分な水分・電解質を補給することです．嘔気が強く水分摂取がままならない時は，極少量ずつ，頻回に水分摂取をさせます．経口摂取ができない場合は，細胞外液補充液の投与を行い，症状の緩和を目的に制吐薬や整腸薬を処方します．症状や合併症の有無などを適宜確認しながら，抗菌薬が必要かどうかを判断します．

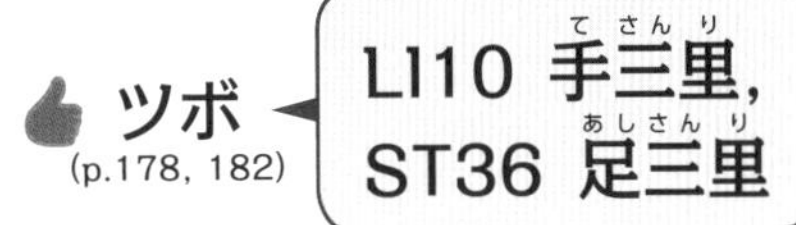

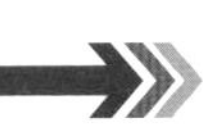

五苓散 ⑰ 漢 Good

水が飲めず下痢が続き脱水が長引くと，乳幼児では点滴が必要になりますが，脱水状態だと静脈路確保が困難になります．その場合に五苓散⑰を投与することで水分摂取が進むことがあります．五苓散⑰を少量の水と混ぜて小さな団子にします．それを上口蓋につけて少しずつ摂取させます．

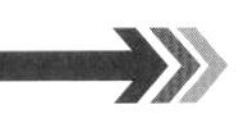

半夏瀉心湯 ⑭ 漢 Good

心窩部が痞えて，お腹がごろごろと鳴ります．
消化管に水分の貯留はなく，嘔吐や下痢をきたしている状態です．半夏瀉心湯⑭の服用で治まらなければ，五苓散⑰を追加します．

ワンポイントアドバイス

半夏瀉心湯⑭は胃腸炎で消化管の運動機能に異常がある場合に用いられます．消化管の炎症に幅広く使用できるため口内炎にも応用できます．多くは成人の感染性腸炎で用いられます．症状が強い場合は五苓散⑰と併用します．

腹痛

限局性の痛み

強い限局性の痛み

広範囲の痛み

腹部の張り・便秘

ワンポイントアドバイス

腹痛は様々な原因により起こります．消化管穿孔，腸閉塞，大動脈解離，異所性妊娠などでは外科的治療が優先されます．心窩部痛では心筋梗塞も念頭におきます．症状のある部位によって，ある程度疾患を絞り込めますが，糖尿病性ケトアシドーシスでは広範囲の腹痛を訴えることがあります．

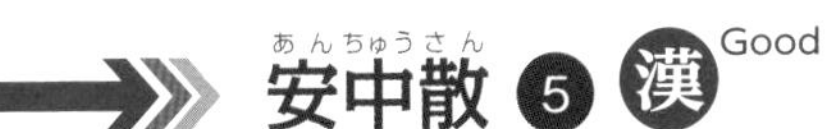

安中散 5 漢 Good

やせ型で比較的体力が低下している冷え症に．
刺し込む胃痛には安中散5がファーストチョイス．

安中散 5 ＋芍薬甘草湯 68

症状が強い場合は芍薬甘草湯68を併用します．生理痛や腹部のある部分に限局した場合にも応用できます．

小建中湯 99 漢 Good

腹部全体が痛む場合に．小児ではファーストチョイスになります．初回は 1 度に 2～3 包服用します．

小建中湯 99 ＋大建中湯 100

下部消化管通過障害（腹部膨満，便秘など）では大建中湯100を併用します（＝中建中湯）．

ワンポイントアドバイス

胃痛，生理痛など部位にかかわらず，限局性の痛みであれば，安中散5を選択します．症状が強い場合，芍薬甘草湯68を併用します．漢方医学では「中」は胃腸を表し，建中湯は「お腹を整える」という意味です．小建中湯99は腹部全体の痛みに有効で成人にも使用できます．

便秘

体力が低下して腸の動きが弱い

頑固な便秘

子ども

ワンポイントアドバイス

器質的な疾患に伴う便秘は原疾患の治療を優先し除外後，原因に合わせて治療します．弛緩型では大腸の蠕動運動・緊張が低下し便秘になります．直腸型では便意の抑制が続くことで次第に便意が生じなくなり，直腸内に大便が溜まり習慣性の便秘となります．けいれん型では大腸がけいれん的に収縮し大便の通過が障害されるために便秘となります．

ツボ
(p.179, 181, 182)

LI4 合谷,
BL52 志室,
ST36 足三里

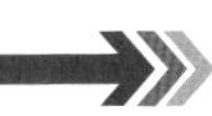

大建中湯  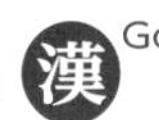 Good

冷えからくる痛みで，皮膚の下で腸がもこもこと動く状態に．開腹術後の腸蠕動抑制の治療・予防にも．精神的ストレスによる腹部膨満には半夏厚朴湯⑯の併用で．

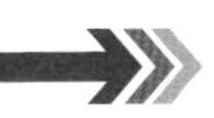

大承気湯  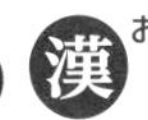 おまけ

腹部膨満が強く，腹部が堅く張って，残便感がある時に．発熱疾患で便が固くなっている状態にも．ネラトンチューブを肛門に挿入して大承気湯133の溶解液を注腸すると即効性が期待できます．

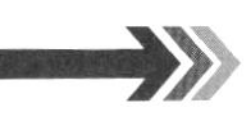

小建中湯 

マイルドに効いてゆきます．特に虚弱児におすすめです．

ワンポイントアドバイス

大建中湯100は温める作用の生薬（山椒，乾姜，人参，膠飴）で構成．腸管運動亢進作用や血流増加作用があり，術後，体力が低下している場合のファーストチョイスになります．整腸薬と同様に便秘にも下痢にも使えます．大承気湯133は大黄（大腸刺激性下剤）と芒硝（塩類下剤）が含有しています．また，発熱疾患では脱水の進行を防ぐことで解熱させます．

二日酔い

口が乾くが，水を飲むと嘔吐してしまう

顔面紅潮

ワンポイントアドバイス

アルコールは肝臓で分解されてアセトアルデヒドになります．アセトアルデヒドにより，頭痛や全身のだるさが起こります．また，逆流性食道炎により，嘔気，胸やけなどの症状もみられます．頭痛やだるさに対して，体内のアセトアルデヒドを薄める，または体から早く除去することが肝要です．そのためにスポーツドリンクや経口補水液を補給します．

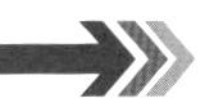

五苓散（ごれいさん）⓱ 漢 1st

頭痛，悪心，嘔吐に．五苓散⓱の水分バランス調節作用でむくみを抑えます．予防的投与も可能です．効果は 6 時間ぐらい持続しますが，長時間の飲酒時には途中追加したほうが翌日の頭痛や顔のむくみは軽度です．経口補水液に溶かして服用します（冷服）．

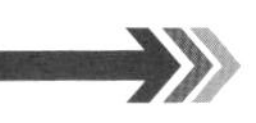

黄連解毒湯（おうれんげどくとう）⓯ 漢 Good

皮膚が紅潮した頭痛に．かゆみにも．
飲酒で顔や体が真っ赤になるタイプに黄連解毒湯⓯を用います．症状が強い場合は五苓散⓱と併用してもよいでしょう．経口補水液に溶かして服用します．

ツボ (p.173, 180)

GV20 百会（ひゃくえ），PC6 内関（ないかん）

ワンポイントアドバイス

五苓散⓱は体内の水分バランスを調整するので，消化管に水分が貯留している場合に適応となります．飲酒前に予防的に服用しても気持ちよく酔えますし，顔のむくみも起こりにくくなります．酩酊時に服用すれば翌日の症状が軽くなります．顔が真っ赤になって頭痛がする場合には熱による炎症を抑える黄連解毒湯⓯を選択します．

胆石発作

ファーストチョイス

黄疸がある

強い疼痛

ワンポイントアドバイス

胆石は部位により，胆嚢結石，総胆管結石，肝内結石に分けられます．一般には胆嚢摘出術が推奨されます．ただし，炎症が高度な場合は発症後すぐには手術を行わず，胆嚢ドレナージや抗菌薬投与で炎症を治まるのを待ちます．ただし，重症化すると敗血症や多臓器不全に陥ることがあるため，早期に治療を開始することが肝要です．

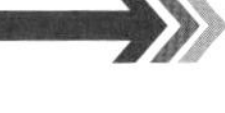

大柴胡湯 ❽ 漢 おまけ

心窩部から右季肋部に強い痛みがあり，腹部が膨満する時に．嘔吐し，黄疸がみられることもあります．腹部症状が強い場合に鎮痛薬や抗菌薬に追加して，嘔気，腹痛などの症状をとるために大柴胡湯❽を用います．

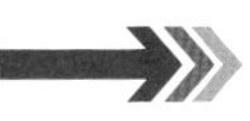

大柴胡湯 ❽ ＋茵蔯蒿湯 ⑬⑤ 西 1st

発熱を伴う場合は急性胆嚢炎や胆管炎を合併しており，胆管ドレナージや抗菌薬投与が優先されます．大柴胡湯❽と茵蔯蒿湯⑬⑤の両方に大黄が含有されていますが，軟便になるほうが早く改善します．

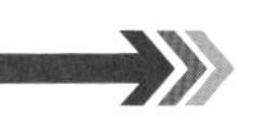

大柴胡湯 ❽ ＋芍薬甘草湯 ⑥⑧ 漢 おまけ

痛みは，激痛の時と鈍い痛みしかない時があります．強い腹痛では 1 度に大柴胡湯❽ 2〜3 包と芍薬甘草湯⑥⑧を 2〜3 包服用します．そして，症状が改善すれば終了します．

ワンポイントアドバイス

外科的治療ができない場合に漢方治療を選択します．大柴胡湯❽含有の柴胡・黄芩・大黄には消炎解熱作用があります．芍薬には鎮痙・鎮痛作用，半夏・生姜・大棗には制吐作用があります．便秘の有無にかかわらず初回は 2〜3 包を投与します．茵蔯蒿湯⑬⑤には減黄作用があります．芍薬甘草湯⑥⑧は横紋筋と平滑筋の痛みの両方に効果があります．

急性膵炎

ファーストチョイス

お腹の動きを整える

慢性期

ワンポイントアドバイス

急性膵炎の痛みは，軽い胃痛から始まり，刺すような心窩部痛になります．さらに，腹部全体にうずくまってしまうほどの激痛を感じます．重症急性膵炎では高サイトカイン血症により，血管の透過性が亢進から高度の浮腫をきたします．腹腔内圧が上昇して，呼吸・循環障害が生じる「腹部コンパートメント症候群」を起こすこともあります．

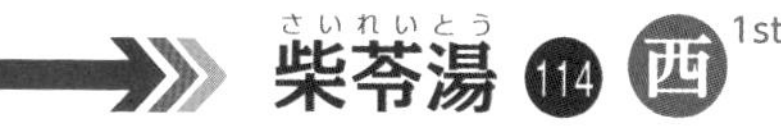

柴苓湯114 西 1st

左季肋部痛や背部痛，嘔吐に．重症例では臍周囲（Cullen 徴候）や側腹部（Grey-Turner 徴候）に皮下出血がみられます．全身の浮腫もみられるので，それらの症状を軽減させる目的で柴苓湯114を併用します．嘔気や下痢も改善させることができます．

柴苓湯114＋大建中湯100 漢 Good

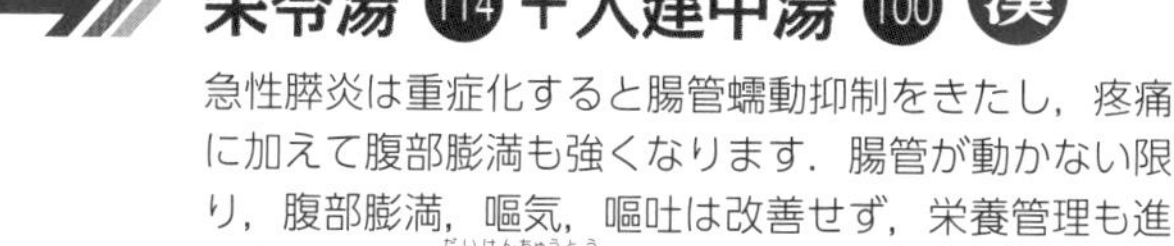

急性膵炎は重症化すると腸管蠕動抑制をきたし，疼痛に加えて腹部膨満も強くなります．腸管が動かない限り，腹部膨満，嘔気，嘔吐は改善せず，栄養管理も進まないので，大建中湯100を加えます．

柴胡桂枝湯10 漢 Good

急性増悪を予防する目的で比較的長期間投与します．虚弱体質でも遷延化した炎症を抑制するのが目的のため，柴胡桂枝湯10を用いても大丈夫です．症状がよくなれば，3 包/日→2 包/日→1 包/日と週単位で減量します．

ワンポイントアドバイス

漢方医学では急性膵炎を全身浮腫の水分のアンバランスと考え，五苓散17を用います．急性膵炎では高度の炎症反応も加わるため抗炎症作用のある小柴胡湯9と組み合わせて，柴苓湯114を選択することになります．柴胡と黄芩で膵炎の炎症症状を抑えます．大建中湯100には腸管運動亢進作用と腸管血流増加作用だけではなく，抗炎症作用もあります．

急性虫垂炎・盲腸炎

大黄牡丹皮湯 33 西 1st

発熱，右下腹部痛があり，便秘傾向の時に．急性虫垂炎は原則，手術適応ですが，旅行中など特殊な事情で手術を回避したい場合に抗菌薬と併用します．すでに虫垂切除をしているにもかかわらず限局性の右下腹部痛が強い場合，盲腸炎，憩室炎などは大黄牡丹皮湯33の適応です．嘔気が強くなければ，手術適応になりそうな場合でも漢方薬の内服で OK です．

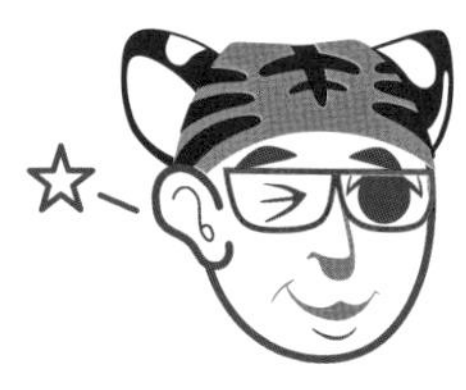

ワンポイントアドバイス

急性虫垂炎（壊疽性・穿孔性）は手術が優先され，抗菌薬の投与も必須です．大黄牡丹皮湯33には消炎・抗菌・排膿作用があり，「切らずに治す盲腸薬」といわれてきました．原疾患にかかわらず，右下腹部痛や憩室炎，骨盤腹膜炎に大黄牡丹皮湯33で対応できます．また，月経困難症，更年期障害にも用いられます．骨盤腹膜炎では排膿散及湯122を併用します．

コラム　急性期漢方薬の位置づけ

急性期に漢方薬を応用するためには漢方の特徴を知る必要があります．

①漢方には得意分野がある
②西洋医学をもとに漢方を上乗せする
③漢方理論をかじってみる

漢方医学では動脈系の疾患は不得意です．外傷における出血性ショックや急性冠疾患は西洋医学に任せましょう．一方，毛細血管系やリンパ系の異常は漢方医学の得意分野です．体内の血の巡りや水の巡りが悪くなった状態を漢方で治療すると，西洋医学では得られない効果が実感できます．西洋医学的観点から治療を進めて行き詰まりを感じたなら，漢方を上乗せするという方法をとります．例えば，細菌性肺炎に対して，抗菌薬を投与し，症状が残存すれば柴朴湯(96)などの漢方薬を併用すればよいと思います．西洋医学と漢方の両方を使って，患者さんにとって最善の治療を提供できればいいでしょう．

さらに漢方理論を活用することをお勧めします．まずは「気血水」理論を活用しましょう．漢方医学では気・血・水それぞれが体内を巡っていて，それぞれが体内のどこかで不足したり，過剰になったり，巡りが悪くなったりして発病すると考えます．血の巡りを改善させる代表が桂枝茯苓丸(25)です．外傷による内出血も同様に考えて，治打撲一方(89)を用います．また，体内の水分バランスを改善させる代表は五苓散(17)です．漢方理論を知ることで，症状に応じた漢方薬の選択など，漢方医学的理解が進むと思います．　（中永）

黄疸

ファーストチョイス

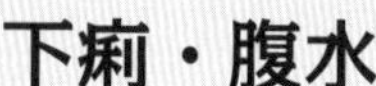

閉塞性黄疸

ワンポイントアドバイス

黄疸には内科的治療が中心となる内科的黄疸と内視鏡や外科的処置が必要な閉塞性黄疸(外科的黄疸)に分類されます．閉塞性黄疸では，胆汁の流れが悪くなる結果，胆道に細菌感染を起こしやすく，しばしば胆管炎を併発します．そのため，重症化の防止には早急な減黄処置（胆管ドレナージ）が必要となります．

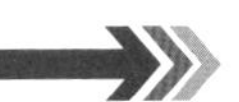

茵蔯蒿湯 135 漢おまけ

結膜，舌，皮膚，爪などに黄染がみられる状態に使用します．茵蔯蒿湯135には胆汁分泌促進作用があり，下痢がひどくならない限り，内服を続けます．

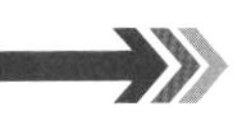

茵蔯五苓散 117 漢おまけ

茵蔯蒿湯135の大黄で下痢する場合，下痢が強い場合，腹水がみられる場合には五苓散17に茵蔯蒿を合わせた茵蔯五苓散117に変更します．

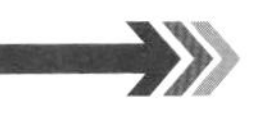

茵蔯蒿湯 135 +大柴胡湯 8 漢おまけ

腹痛，発熱，全身倦怠，食欲不振などがみられます．大柴胡湯8と茵蔯蒿湯135ともに大黄が含有されていますが，大黄は大腸まで輸送されて，そこで徐々に代謝されて瀉下作用を発揮するので急激な下痢は起こりにくいです．

ワンポイントアドバイス

茵蔯蒿湯135は茵蔯蒿，山梔子，大黄の３つの生薬で構成されています．茵蔯蒿には減黄・解熱作用があり，「黄疸の聖薬(特効薬)」といわれてきました．茵蔯蒿湯135の肝胆道系における作用として，肝細胞保護，肝線維化抑制，肝再生促進，胆汁分泌促進などが明らかになっています．山梔子は茵蔯蒿との組み合わせで黄疸，かゆみに効果を発揮します．

内痔核

桂枝茯苓丸㉕＋乙字湯③ 漢おまけ

排便時に出血があり，残便感がある状態に使用します．持続的な鈍痛や不快感を生じ，脱出時に疼痛が悪化します．
便秘，血流を改善させる目的で，桂枝茯苓丸㉕と乙字湯③を併用し，便秘が残存する時は，桂枝茯苓丸㉕を大黄含有の通導散(105)に変更します．

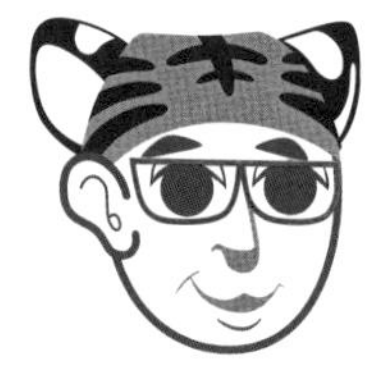

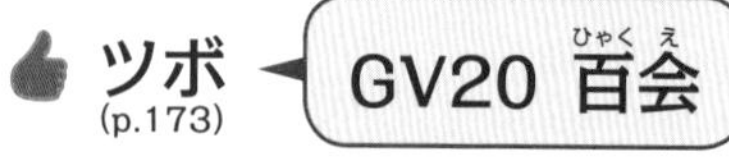

ワンポイントアドバイス

内痔核は痔静脈叢のうっ血により発症します．漢方医学では「うっ血」は血の巡りをよくして治します．その代表が桂枝茯苓丸㉕です．乙字湯③に含有の柴胡，黄芩，大黄，甘草には抗炎症作用，鎮痛作用があります．当帰は血の巡りをよくし，升麻は脱肛にも有効です．大黄は便通を改善します．また，乙字湯③は便秘傾向にある女性の陰部痛にも使えます．

コラム　急性期の漢方薬の効かせ方

急性期疾患には漢方も通常とは異なる工夫が必要となります．

①初回は 2～3 包服用
②頓用を基本とし，改善すれば終了
③急性期でもお湯に溶かして服用
④黄連解毒湯⓯，半夏厚朴湯⓰，五苓散⓱は冷服
⑤経口摂取不可では経鼻胃管，注腸

初回は 2～3 包を食前，食後に関係なく，服用させます．症状が改善すれば，終了します．感染症に対して，生体は体温を上昇させることで，酵素活性を高めて，抗微生物作用を発揮します．漢方製剤を紙コップに入れて水を 20 mL 注ぎ，電子レンジで 10～20 秒温めます．それをかき混ぜて十分に溶かした状態で少し冷まして服用してもらいます．ただし，嘔気が強い場合や出血時には冷服させます．冷服とはお湯を冷ましてから服用させるという意味で，冷蔵庫や氷を入れてまで冷ます必要はありません．冷服にしたほうが漢方薬独特のにおいが軽減します．乳幼児で服用を嫌がる場合はゼリーやプリンに混ぜてもいいですし，五苓散⓱などを少量の水で捏ねて小さな団子状にして少しずつ口に含ませてもいいです．口内炎や扁桃炎で口の中や咽喉がしみる場合はうがいをさせて吐き出すのを数回繰り返します．

どうしても経口摂取できない場合は，漢方薬を 20 mL のお湯で溶かした漢方製剤を胃管から投与したり，ネラトンチューブを肛門に挿入して注腸したりする方法も可能です．　（中永）

高血圧症・1

ファーストチョイス

赤ら顔，便秘

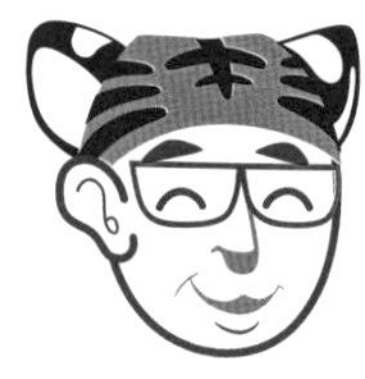

ワンポイントアドバイス

速やかに血圧を下げる必要がある場合に漢方の出番はありません．高血圧緊急症にはニカルジピンなどの静注降圧薬がファーストチョイスになります．動悸を訴える場合に柴胡加竜骨牡蛎湯⑫を用います．柴胡加竜骨牡蛎湯⑫は小柴胡湯⑨（抗炎症作用）＋竜骨，牡蛎，茯苓，桂皮（鎮静作用）です．症状に合わせて，柴胡加竜骨牡蛎湯⑫に三黄瀉心湯(113)や釣藤散㊼を併用します．

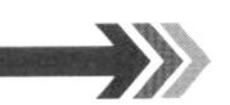

柴胡加竜骨牡蛎湯 ⑫ 西 1st

ストレスが多い生活，不眠，ドキドキするなどで精神的に苦しい時に．

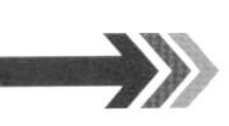

三黄瀉心湯 (113) 漢 おまけ

のぼせ気味で，顔面紅潮，肩こり，耳鳴り，頭痛，便秘傾向に．

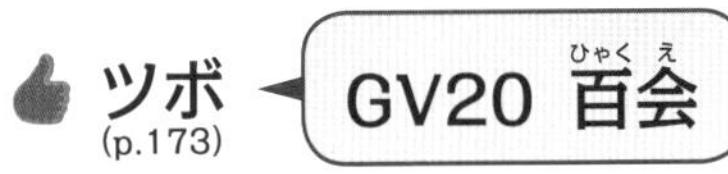

ワンポイントアドバイス

三黄瀉心湯(113)は黄芩，黄連，大黄の 3 つの生薬で構成されています．生薬の数が少ないほど即効性が期待できます．

三黄瀉心湯(113)は服用後 15 分ぐらいで効果が出てきます．多量服用すると一過性の低血圧をきたすことがあるので，高血圧緊急症には静注降圧薬を投与し，三黄瀉心湯(113)は 1 回 1 包（1 日 3 回）の投与に留めます．

高血圧症・2

頭痛

虚弱体質，冷え症，
結膜の充血

ワンポイントアドバイス

高血圧症は多くの場合，日常生活の乱れが原因となるため，生活スタイルの是正が肝要です．適度な運動や塩分を控えた食事，禁煙，適正体重の維持などを心がけます．

救急受診ではすでに降圧薬が処方されていることも多く，経過観察だけで帰宅させるより漢方薬を追加したほうが患者さんも安心です．

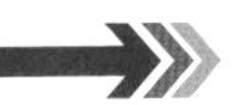

釣藤散 ㊼ 漢 Good

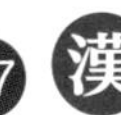
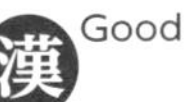

動脈硬化の傾向があり，起床時，頭が重いと訴える場合に．釣藤散㊼の含有生薬，釣藤鈎には血管拡張作用も．

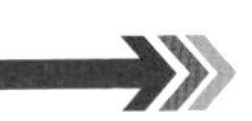

七物降下湯 ㊻ 漢 おまけ

虚弱体質，冷え症で，結膜の充血がみられる場合には七物降下湯㊻を用います．

ワンポイントアドバイス

釣藤散㊼は動脈硬化があり，起床時もしくは午前中に頭が重く訴える場合に用います．頭痛は片頭痛のように強くはなく，めまいを伴うことがありますが，冷えは訴えません．

七物降下湯㊻は血液循環をよくする四物湯㉑に血管拡張作用のある釣藤鈎，虚弱体質向きの黄耆，健胃作用のある黄柏が加わったものです．

動悸

ファーストチョイス

貧血を伴う

ワンポイントアドバイス

動悸は不整脈，器質的心疾患，全身性疾患（発熱，貧血，起立性低血圧，甲状腺機能亢進症，低血糖，妊娠，褐色細胞腫など），薬剤性，精神疾患・精神症状など様々な原因で起こります．動悸には脈が速い，乱れる，強いなど3つの感じ方があります．心不全や心停止の原因となる緊急度が高い不整脈は西洋医学が第一選択になります．

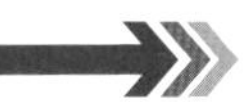

苓桂朮甘湯 39 西 1st

不安感，ふらつき，めまいがあり，のぼせて動悸がする時に．苓桂朮甘湯39は精神的ストレスが関与した様々な動悸に使用可能．過換気症候群（パニック発作）に伴う動悸では初回，3包を服用します．

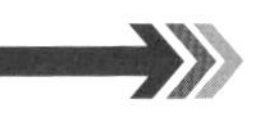

苓桂朮甘湯 39 ＋四物湯 71 漢 おまけ

動悸，息切れ，めまい，立ちくらみを伴うことが多く，血液循環をよくする四物湯71を併用します．

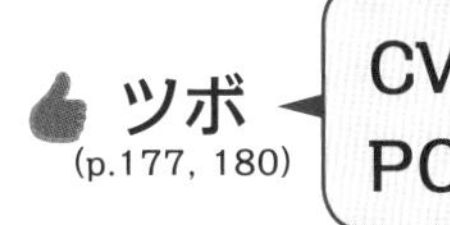

CV12 中脘，
PC6 内関

ワンポイントアドバイス

心原性や血管病変性の場合は原疾患の治療を優先します．漢方治療は全身性や心因性の場合に適応となります．苓桂朮甘湯39に含有されている茯苓と蒼朮は水分バランスを調整します．桂皮には動悸を抑制する作用があります．甘草と組み合わせることでその作用が増強されます．牡蛎にも鎮静作用があり，動悸が強い場合，桂枝加竜骨牡蛎湯26を追加します．

麻疹

ファーストチョイス

高熱で脱水症状

中耳炎を合併

ワンポイントアドバイス

麻疹は潜伏期（10～12 日），カタル期（3～4 日），発疹期（3～5 日），回復期（7～9 日）に分かれます．発疹期になると赤く小さい発疹が全身に拡がり，高熱が続きます．経口摂取は不良となり，特に乳幼児の脱水に注意します．発熱時に不適切に解熱剤などを投与すると，かえって細菌による二次感染の危険性が高まります．

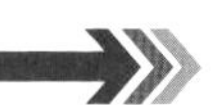

小柴胡湯 ❾ 漢 1st

麻疹ウイルスによる感染で，初期にコプリック斑を見つけることが重要です．対症療法しかないので，特に小児ではカタル期から使用すると症状の軽減が期待できます．

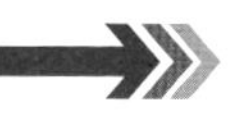

小柴胡湯 ❾ +白虎加人参湯 ㉞ 漢 1st

発熱疾患のため，脱水に注意します．そのため，白虎加人参湯㉞を予防的に併用してもOK.

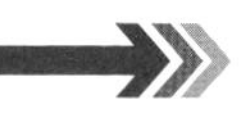

小柴胡湯 ❾ +葛根湯 ❶ 漢 1st

中耳炎（麻疹ウイルスや細菌の二次感染）を合併しやすく，早期に葛根湯❶を追加することで抗菌薬の追加投与を回避できます．

ワンポイントアドバイス

発熱性疾患には抗炎症作用の強い小柴胡湯❾を用います．特に発熱して悪心・嘔吐を伴う小児には小柴胡湯❾がファーストチョイスになります．白虎加人参湯㉞含有生薬の石膏・知母は熱感を抑え，知母，人参，甘草，粳米は体内に潤いを与えます．そのため，発熱性疾患の遷延例，熱中症，糖尿病など，「のどの渇きとほてり」という病状に幅広く応用できます．

手足口病

ファーストチョイス

手足の水疱がひどい

ワンポイントアドバイス

夏風邪の一種で，掌，足底，口内に発疹と水疱が生じます．口腔内の発疹はすぐに破れて潰瘍になり，強い疼痛を伴います．水痘と異なり，痂皮化しません．多くの場合，1 週間から 10 日程度で自然に治癒しますが，成人の方が高熱になります．

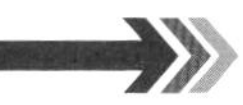

半夏瀉心湯 ⑭ 漢 1st

手足口病はウイルス感染症（コクサキーA16，エンテロウイルス71など）なので，対症療法しかありません．成人では口内炎の症状が強く出ることがあり，食欲も低下します．半夏瀉心湯⑭は腸管の粘膜を修復させるため，口内炎を含む腸炎に有効です．

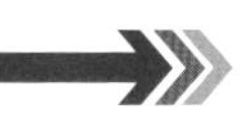

越婢加朮湯 ㉘ 漢 1st

手足の水疱がひどい場合は越婢加朮湯㉘を用います．

ワンポイントアドバイス

半夏瀉心湯⑭は抗炎症作用，抗酸化作用，鎮痛作用，抗菌作用などが期待できます．手足口病にかかわらず口内炎にも半夏瀉心湯⑭で対応できます．口がしみる場合は半夏瀉心湯⑭を溶かしたぬるま湯でうがい後，吐き出してもよいです（含嗽）．効果不十分の場合は口にしみ渡らせてから飲み込みます．水疱には発赤，熱感を抑える越婢加朮湯㉘が有効です．

流行性耳下腺炎

小柴胡湯加桔梗石膏 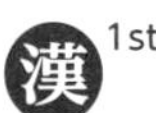 1st

流行性耳下腺炎はウイルス感染症（ムンプスウイルス）なので，対症療法しかありません．小柴胡湯加桔梗石膏109は扁桃炎・扁桃周囲炎に頻用されますが，耳下腺炎，顎下腺炎，頸部リンパ節炎，甲状腺炎など頭頸部の発熱性疾患にも幅広く応用できます．

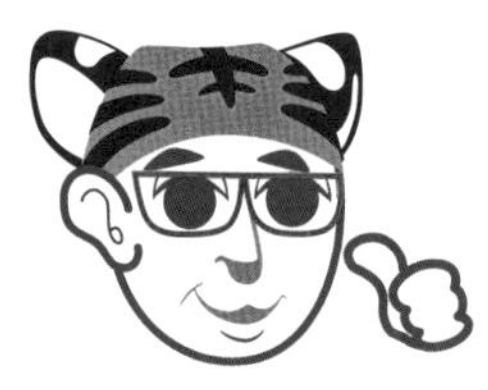

ワンポイントアドバイス

ムンプスウイルスによる感染症で，成人では髄膜炎，睾丸炎，卵巣炎などを併発することもあります．抗炎症作用のある小柴胡湯❾に消炎解熱作用のある石膏と排膿作用のある桔梗を合わせた小柴胡湯加桔梗石膏109を使用します．顔面の腫脹・疼痛など上半身の症状が主体であるため，症状が強い場合はさらに葛根湯❶を加えることがあります．

コラム　3 包療法が必要な理由

初回に多めに服用することをお勧めしている理由について述べておきます.

①漢方は多成分系である

漢方薬に含有される生薬は低分子, 配糖体, 多糖体の 3 つの成分で構成されています. 低分子はそのまま吸収されるため, 効果の早い発現が見込まれます. 配糖体はそのままでは吸収されず, 資化菌が糖を摂取することで, 初めて効果が発揮され, 発現まで 6〜12 時間かかります. ただし, 配糖体は直腸を通過できるので, 注腸には即効性が期待できます. 多糖体はそのままでは吸収されません. 救急外来では低分子の効果を高めるために 3 包は必要となります.

②昔と今では体格が違う

江戸時代の成人男性の平均体重は 45 kg といわれ, 現在は 65 kg です（女性は 50 kg). 当時の体重で 1 日量を決めたものが現在では合わなくなっています.

③生薬は貴重であった

昔も今も生薬の多くは輸入されています. 海外のものは高額なので, 少量で調合しました. そのような事情が今日の投与量に反映されていると思われます.

④日本では安全性を重視している

中国では日本の平均 2〜3 倍量を服用しています. 日本人の方が胃腸が弱く食事量も少ないのでしょうが, 薬物の安全性を重視する考え方も影響していると思われます. すなわち, 薬が合わなくても少量であれば害も少なく, 合っていれば少しずつ増量していけばよいため, 服用量も少なく設定されてきたと考えられます.（中永）

インフルエンザ

ファーストチョイス

熱感が強く，口が乾く

ワンポイントアドバイス

インフルエンザウイルス（A 型，B 型，C 型）には様々な種類があるため，一度罹患しても違うインフルエンザウイルスに感染することもあります．発熱期間は 3～5 日ほどであることが多く，38℃以上の高熱が持続した後に解熱傾向に向かいます．そのため，海外では迅速キット検査はほとんど行われず，対症療法のみ行われています．

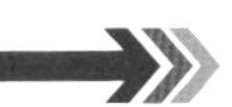

麻黄湯㉗ 漢 Good

発熱，頭痛，咳嗽，四肢関節痛があり，発汗していないか，汗がにじむ程度にしか出ていない状態に．インフルエンザでも個々に主訴が異なるため，漢方薬も麻黄湯㉗を基本に様々なバリエーションで対応します．抗インフルエンザ薬を併用してもよいですが，発汗していないタイミングでは効果が見込め，おすすめです．

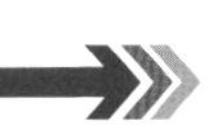

麻黄湯㉗＋白虎加人参湯㉞

発熱のために脱水傾向になり，口の渇きが強い場合に．熱感だけで悪寒・戦慄はありません．

ワンポイントアドバイス

麻黄湯㉗は麻黄＋杏仁で去痰・鎮咳作用，麻黄＋桂皮で発汗作用，麻黄＋甘草で気管支拡張作用を発揮します．葛根湯①は上半身の症状が主体の場合に用います．インフルエンザの病状進行は速く，病院受診の頃には頸部痛など上半身の症状だけではなく，四肢関節痛など全身の症状をきたしているので麻黄湯㉗の適応となります．白虎加人参湯㉞は熱を冷まします．

創感染

排膿散及湯 ⑫ 漢 おまけ

創部が化膿した状態に．化膿した創部は切開排膿が原則です．まだ発赤，腫脹，硬結が主体で膿瘍化していない状態では抗菌薬を投与することが多いですが，排膿散及湯⑫単独でも有用です．抗菌薬と併用すると，抗菌薬の投与期間を2〜3日程度に短縮できます．排膿散及湯⑫は毛包炎，癤，癤腫症，癰，面疔などの小範囲のものから様々な化膿性疾患まで幅広く応用できます．

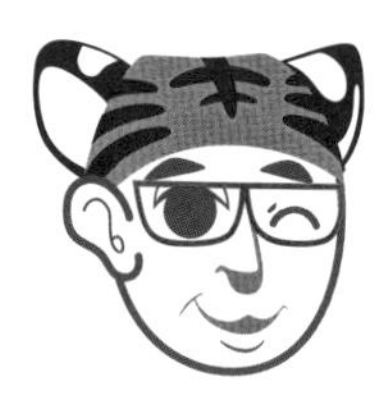

ワンポイントアドバイス

副鼻腔炎，中耳炎，乳腺炎，痔瘻などにも排膿散及湯⑫を併用することができます．例えば，中耳炎や乳腺炎では葛根湯❶で対応しますが，発赤が強く，化膿性の場合には葛根湯❶＋排膿散及湯⑫を投与すると抗菌薬の使用期間が短縮できます．

コラム　いつ服用すればよいのか？

薬剤師さんからは指導料の加算もあり，漢方薬は食前もしくは食間に服用するように指導されます．

空腹時に胃は酸性になっており，生薬の成分であるアルカロイドの吸収が抑えられるため，安全性が担保できます．一方，空腹時に服用した方が資化菌の代謝を受けやすく吸収されやすくなります．このように食前投与では配糖体の分解は促進されますが，アルカロイドの吸収は抑制されると考えられ，どちらが有利かは判然としません．実際，食後投与による有害事象の報告はなく，食前と食後で血中濃度に大きな差が出るとは考えにくいです．西洋薬を食後に服用している場合には漢方薬の食前投与は服用回数が倍になるため，本人や介助者の手間も増えて，服用を忘れてしまうことにもなりかねません．そこで，私は飲み忘れに気づいたら，食後に服用してもよいと指導しています．

元来，日本では１日２食（午前 10 時～昼頃と午後４時頃）の食生活であり，１日３食になったのは江戸時代後期以降です．したがって，漢方薬も１日３回にこだわる必要はなく，３包/日を朝１包，夜２包などに分けても構いません．不安感が強くて（先々のことを心配しすぎてしまう）寝つけない場合に加味帰脾湯（かみきひとう）137を投与することがあります．最初は眠前３包服用させ，少し落ち着けば，朝１包・夜２包，さらに夜２包だけ，夜１包だけ，のように調整します．要するに生活リズムに合わせて服用時間も調整させていいのです．

急性期に関しては食事の有無にかかわらずに直ちに服用させます．　（中永）

百日咳

ファーストチョイス

咳込みが激しい

ワンポイントアドバイス

百日咳菌による気道感染症で，カタル期（2 週間），痙咳期（2〜3 週間），回復期（2〜3 週間）に分けられます．2 週間以上続く咳に発作性咳込み・吸気性笛声・咳込み後嘔吐のいずれか 1 つ以上が伴えば，臨床的に百日咳と診断されます．エリスロマイシンやアジスロマイシンを細菌性合併症（気管支炎，肺炎，中耳炎）に使用します．

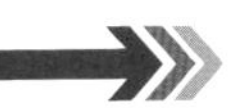

柴朴湯 96 漢 おまけ

漢方薬は百日咳菌に特異的に効くわけではなく，咳嗽という症状に対応するので柴朴湯96を抗菌薬に併用します．

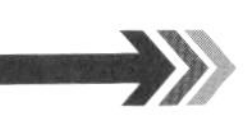

柴朴湯 96 ＋麦門冬湯 29 漢 おまけ

咳込みが激しい場合は麦門冬湯29を併用します．お湯に溶かして湯気で咽喉を潤わせるような感じでゆっくり服用するとより効果が見込めます．

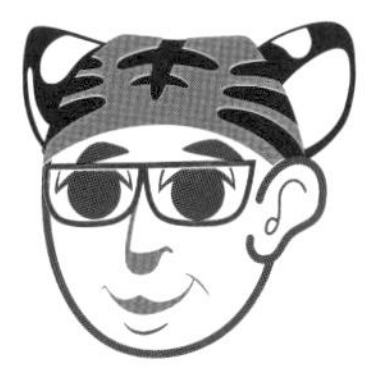

ワンポイントアドバイス

抗炎症作用のある小柴胡湯9と鎮咳作用のある半夏厚朴湯16を組み合わせた柴朴湯96をカタル期から使用すると痙咳期の症状が軽減できます．柴朴湯96は咳込み後の嘔吐にも効果があります．咽喉の奥が乾燥して咳込みが激しくなる場合に麦門冬湯29を追加することで，咽喉に潤いを与えて鎮咳作用を増強させることができます．

肛門周囲膿瘍

排膿散及湯 ⑫ 漢 Good

肛門周囲が熱をもって赤く腫れあがり，突然にズキズキと痛む時に．基本的には切開排膿し，抗菌薬の投与を行います．しかし，再発する場合や乳幼児では抗菌薬の併用なしに，特に乳児では切開排膿すら行わずに排膿散及湯⑫の服用を続けていくと治癒を得られることがあります．人工肛門の膿瘍や潰瘍にも有用です．

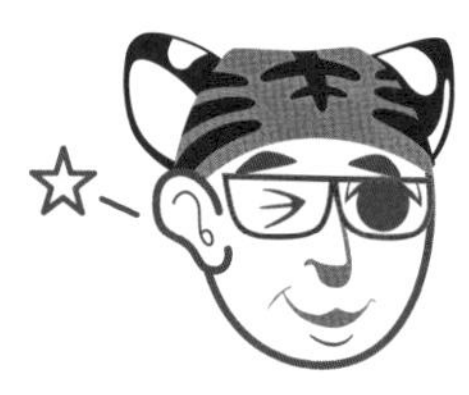

ワンポイントアドバイス

排膿散及湯⑫（桔梗，甘草，枳実，芍薬，大棗，生姜）は排膿散（枳実，芍薬，桔梗）と排膿湯（桔梗，甘草，生姜，大棗）を合わせ日本で創製されました．小さな膿は縮小，消失，大きな膿は自壊させます．肛門周囲膿瘍は切開排膿を優先しますが，乳児では排膿散及湯⑫で改善を期待できます．広範囲の蜂窩織炎を併発していなければ抗菌薬は不要です．

コラム　漢方薬の飲ませ方

漢方薬は原則，お湯に溶かして服用します．色白で鼻汁が流れ出るような鼻炎の女性に小青竜湯⑲を処方したことがありました．ところが，1週間経っても症状が変わりません．飲み方を確認したところ，エキス顆粒を口に入れて水で流し込んでいるとのことで，お湯に溶かすように指示しました．その後，症状の改善があり，お湯で飲む大切さを再認識しました．入れ歯に漢方薬が挟まるという訴えもお湯に溶かすことで解決できます．逆に「顔がほてる」「逆上せる」といった訴えで桂枝茯苓丸㉕などを服用させる場合には冷服させます．ただし，発熱があっても風邪で葛根湯①を服用させる場合にはお湯に溶かします．顔や手はほてるが，足は冷えるという訴えで加味逍遙散㉔や温経湯(106)を用いる場合はどうでしょうか．この場合，「隠れ冷え症」なので，お湯で服用させます．ただし，本人が冷服の方を好めば，お任せでいいでしょう．嘔吐し，漢方独特のにおいで嘔気が誘発される場合に五苓散⑰，半夏厚朴湯⑯などを用いる際には冷服させます．

小児では，ゼリーやプリンに混ぜてもいいですし，パンに混ぜて服用させてくれたお母さんもいます．いずれにせよ，お母さんは，「よく薬を飲んだね」と褒めてあげてください．ここで，「こんなまずいものよく飲んだと思います」などと診察室で打ち明けたりするのを子どもさんが聞いていると，もう飲んでくれなくなります．どうしても飲まなくなった場合にはその薬が不要であるか，合わなくなってきているので，終了するか変更するかを検討します．　（中永）

頭痛・1

片頭痛

小児，気圧の変化

ワンポイントアドバイス

呉茱萸湯㉛が効く頭痛は女性に多く，発作時には肩がこって，手足，頭部，腹部などが冷たくなっています．かき氷をかき込んで食べると頭がキーンと痛くなります．ストレスや月経でも同じような状態になります．したがって，発作時には熱いお湯で漢方薬を溶かして頓用します．呉茱萸湯㉛に含有される呉茱萸には制吐作用，温熱作用があります．

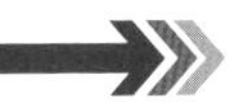

呉茱萸湯(ごしゅゆとう)  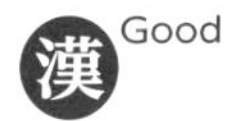

頭痛により嘔吐し，症状発現時には手足や上腹部が冷たくなっている時に．肩こりの訴えもあります．

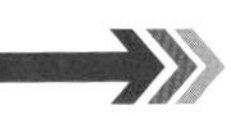

五苓散(ごれいさん)  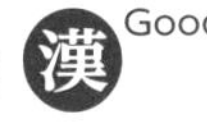

頭痛により嘔吐し，口が乾いている時に．
飛行機に乗った時，電車でトンネルに入った時，天気が悪くなる前など気圧の変化により症状が悪化する場合に使用します．

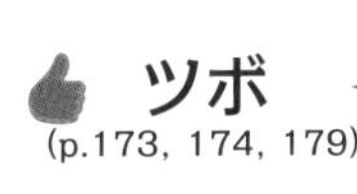

(p.173, 174, 179)

GV20 百会(ひゃくえ)，
GB20 風池(ふうち)，
LI4 合谷(ごうこく)

ワンポイントアドバイス

脳には水分子を選択的に通過させるアクアポリン4が分布しており，五苓散(ごれいさん)⑰はアクアポリンを阻害することで抗浮腫作用を発揮します．乳児では体内水分量が成人よりも多い分，水の影響を受けやすく五苓散(ごれいさん)⑰の出番は多くなります．問診では「天候に影響されないか」を確認します．救急では呉茱萸湯(ごしゅゆとう)㉛と五苓散(ごれいさん)⑰の併用で治療効果が高まります．

頭痛・2

高血圧症

女性の常習頭痛

血の巡りをよくする

冷えがある

ワンポイントアドバイス

川芎茶調散(せんきゅうちゃちょうさん)⑫④には川芎(せんきゅう), 荊芥(けいがい), 羌活(きょうかつ), 白芷(びゃくし), 防風(ぼうふう)など脳の血流を改善し鎮痛させる生薬が含まれています. 香附子(こうぶし)と川芎(せんきゅう)には月経調整作用もあります. そのため, 月経関連の頭痛にはよく効きますが, 月経に関連しない場合も応用できます. 風邪による頭痛にも適応があり, 男性にも使えます.

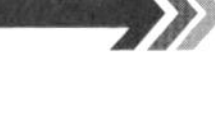

釣藤散 47 漢 おまけ

降圧作用は西洋薬の方が即効性を期待できます．高血圧症の既往がある一酸化炭素中毒に伴う頭痛に有効であったケースを経験しています．

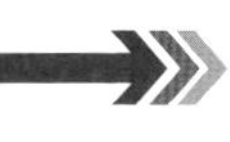

川芎茶調散 124 漢 おまけ

月経関連頭痛のファーストチョイス．

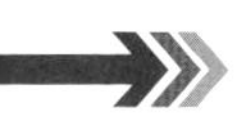

川芎茶調散 124 ＋桂枝茯苓丸 25

月経関連の症状が強い時に．頭痛は川芎茶調散124で，月経不順，月経困難は桂枝茯苓丸25で治療します．

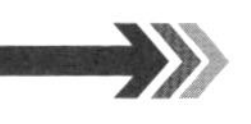

呉茱萸湯 31 ＋川芎茶調散 124

冷えが強い時は呉茱萸湯31から始めて，効果が得られない場合に川芎茶調散124を頓服で併用します．

ワンポイントアドバイス

釣藤散47の効く頭痛は片頭痛のような強い痛みではなく，起床時に帽子をかぶって締め付けられるように頭が重いと訴える場合に適応となります．中高年に多く，「鉢巻をしているよう」「頭に重い石を乗せられているよう」などと表現します．患者さんはめまい，耳鳴り，肩こりを訴え，動脈硬化があって高血圧の傾向にあります．四肢体幹の冷えは訴えません．

不眠症・1

興奮，イライラ

歯ぎしり

ワンポイントアドバイス

不眠症は入眠困難，中途覚醒，早期覚醒，熟眠障害の４つに分類されます．加齢とともに中途覚醒や早期覚醒が増えてきますが，生理的に自然なことです．夜間頻尿が原因では，その対策も有用です．生活習慣病，例えば高血圧や肥満では交感神経の興奮により，糖尿病では高血糖に伴う多飲や頻尿，神経障害によるしびれ・痛みにより，不眠になります．

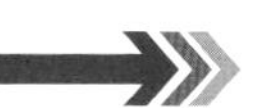

抑肝散加陳皮半夏  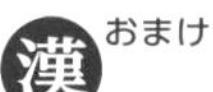

睡眠作用は西洋薬の方が優れています．漢方薬は不眠の原因を除去する補助になります．体力がなく，すぐに興奮して眠れない状態に．

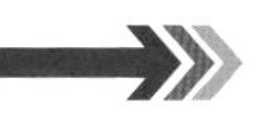

抑肝散 54 漢 おまけ

「歯ぎしり」というキーワードが出れば，抑肝散54の出番です．歯ぎしりはストレスが原因で出現します．抑肝散54は神経の昂りだけではなく筋緊張も抑えます．

ツボ
(p.173, 174, 179)

GV20 百会，
GB20 風池，
L14 合谷

ワンポイントアドバイス

即効性は期待できませんが，鎮静作用のある生薬（釣藤鈎，竜骨，牡蛎，遠志，小麦など）を含有する漢方薬を選択します．抑肝散加陳皮半夏83に含有する釣藤鈎に鎮静・鎮痙作用，柴胡・半夏に鎮静作用，当帰・半夏には脳の血流を改善させる作用があります．陳皮・半夏・茯苓・甘草の組み合わせで制吐作用を発揮します．

不眠症・2

高血圧傾向

虚弱体質

不安（あれこれと考えてしまう）

ワンポイントアドバイス

深夜の救急外来にも不眠を訴えて受診する患者さんがいます．安易に睡眠導入薬を処方して頻回に救急受診されても大変なので，「効果発現まで数日はかかります」と説明をして漢方薬を処方しています．眠前に3包まとめて服用することで1週間以内には何らかの効果が得られています．後は週単位で減量していきます．

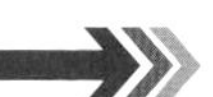

柴胡加竜骨牡蛎湯 12 漢 おまけ

睡眠作用は西洋薬の方が有効です．比較的体力があり，ストレス，動悸，いらだちで交感神経が活性化している不眠に．

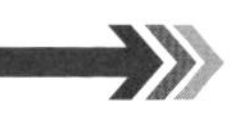

酸棗仁湯 103 漢 おまけ

心身ともに疲れ切って，眠れない状態に．3 包をまとめて眠前に服用すると満足度が高まります．漢方薬には直接的な睡眠作用はないので，酸棗仁湯103は 1 回 1 包（1 日 3 回）で始めても日中眠くなることはありません．

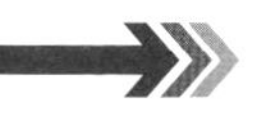

加味帰脾湯 137 漢 おまけ

先々のことが気になって眠れない状態に．3 包をまとめて眠前に服用すると満足度が高まります．心身ともに疲れ切って，しかも不安感が強い場合は酸棗仁湯103との併用も可能です．

ワンポイントアドバイス

睡眠薬の減量や離脱を目標に西洋薬と漢方薬の併用も可能です．西洋薬で眠れないので漢方薬も試したいという患者さんには，いきなり漢方薬だけには変更せずに漢方薬の上乗せで効果があれば，少しずつ西洋薬を減量してもらいます．西洋薬が頓用でも問題なければ，漢方薬も減量していきます．

パニック発作（過換気症候群）

ファーストチョイス

痛みがきっかけ

ワンポイントアドバイス

ペーパーバッグ法は低酸素をきたすため，行ってはいけません．不安が取り除かれるように気持ちを落ち着かせ，意識的に呼吸を遅くするように促します．不安が強い場合には，抗不安薬などの投与を行うことがあります．発作の誘因は，慢性的な不安や緊張，興奮などであることが多く，発作状況を確認することが再発予防には必要になります．

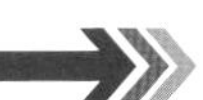

苓桂朮甘湯  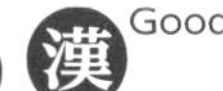

呼吸困難，胸痛，動悸，めまい，呼吸促拍，手足のしびれ，筋けいれん，硬直などに．発作時には 3 包頓用．

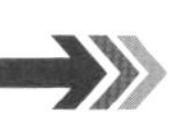

苓桂朮甘湯 39 ＋芍薬甘草湯 68 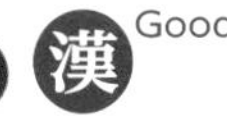

生理痛などの腹痛がきっかけで発作を起こした場合には芍薬甘草湯68を併用します．痛みをとるために芍薬甘草湯68 2〜3 包の服用を先行させます．続けて苓桂朮甘湯39も服用させます．

ワンポイントアドバイス

何もせずに経過観察しても症状は軽快しますが，頭痛，しびれ，息苦しさ，めまい，不安感を緩和するために漢方治療を行います．苓桂朮甘湯39に含有の桂皮には心悸亢進を抑制します．桂皮と甘草の組み合わせは，心悸亢進の抑制作用を増強します．芍薬甘草湯68には中枢性鎮痛作用と末梢性筋弛緩作用があり，テタニーなどの筋の収縮，硬直症状を緩和させます．

せん妄

興奮すると
顔が真っ赤になる

興奮しても
顔が赤くならない

ワンポイントアドバイス

せん妄を引き起こしている直接的な原因に対するアプローチを行います．例えば，薬物が原因でせん妄になっている場合には，薬物を可能な限り減量・中止します．感染症や脱水，低酸素などが原因と考えられる場合には，抗菌薬，輸液，酸素投与などで対応します．眠れない場合には，スボレキサントやラメルテオンを用いて不眠治療を行うこともあります．

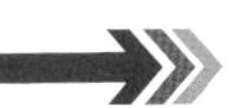

黄連解毒湯⑮ 漢 おまけ

興奮して手がつけられない状況では注射薬が必要になります．そのような状況になる前，もしくは少し落ち着いてきた状況で鎮静薬とともに黄連解毒湯⑮を使用します．

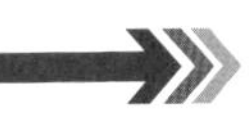

抑肝散54 漢 おまけ

入院中や病後は体力が低下しており，イライラしています．青ざめた状態で怒るときに抑肝散54を使用します．環境を変えるのが一番ですが，すぐに変えられない場合，抑肝散54を週単位で服用します．

ワンポイントアドバイス

入院中，興奮が激しい場合は高齢者であっても初回は抑肝散54を3包服用させます．経過が長くなってきた場合や胃弱には抑肝散加陳皮半夏83に変更します．「赤い怒りには黄連解毒湯⑮，青い怒りには抑肝散54」と使い分けますが，高齢者で術後体力が低下しているにもかかわらず，高血圧症の既往があり，興奮しやすい場合は併用します．

打撲・捻挫

ファーストチョイス

効果を増したい

効果を増したい
（便秘）

しびれ

ワンポイントアドバイス

打撲・捻挫では RICE［Rest（安静），Ice（冷却），Compression（圧迫），Elevation（挙上）］と呼ばれる応急処置を行い，腫脹，損傷部位の拡大，内出血などを抑えます．非ステロイド性消炎鎮痛薬やアセトアミノフェン服用時には，消化器症状を考慮して胃粘膜保護薬を併用します．炎症そのものを治さなければ痛みは再発します．

ツボ (p.175) GB21 肩井（けんせい）

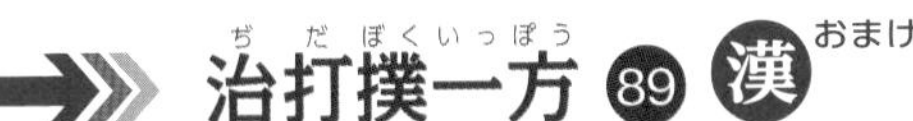

治打撲一方（ぢだぼくいっぽう）89 漢 おまけ

外傷による皮下出血，腫脹，熱感，疼痛に．
保存的治療には治打撲一方89単独でも対応できます．
鎮痛薬を併用した方が作用は強まりますが，創傷治癒は遅くなります．

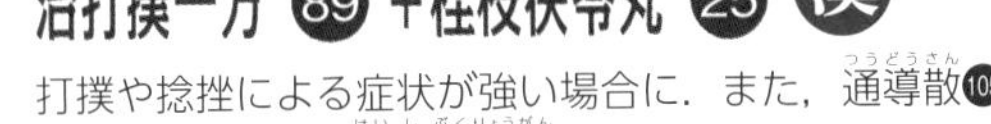

治打撲一方 89 ＋桂枝茯苓丸（けいしぶくりょうがん）25 漢 おまけ

打撲や捻挫による症状が強い場合に．また，通導散105で下痢する場合に桂枝茯苓丸25に変更します．

治打撲一方 89 ＋通導散（つうどうさん）105 漢 おまけ

打撲や捻挫による症状が強い場合，特に便秘の患者さんに．重症外傷でベッド安静の場合，普段便秘のない患者さんでも便秘傾向になります．

治打撲一方 89 ＋疎経活血湯（そけいかっけつとう）53 漢 おまけ

頸椎捻挫などでしびれが残存する場合は疎経活血湯53を併用します．

ワンポイントアドバイス

漢方医学では外傷による内出血は「うっ血」と考え，血の巡りをよくする治療を行います．治打撲一方89はその名の通り，戦国時代に打ち身を治すために考案され，現代では抗酸化作用があることも明らかになっています．初回には2〜3包を服用．大黄（だいおう）が含有されていますが下痢することはほとんどなく，軟便になるぐらいの方が症状は早く改善します．

肩関節周囲炎（肩こり）

葛根加朮附湯(三和)＋芍薬甘草湯 

肩関節痛，後頸部痛，肩こりに．特に就寝中の痛みが強く，患側を下にできない時に．芍薬甘草湯(68)の併用は眠前1包に留めます．

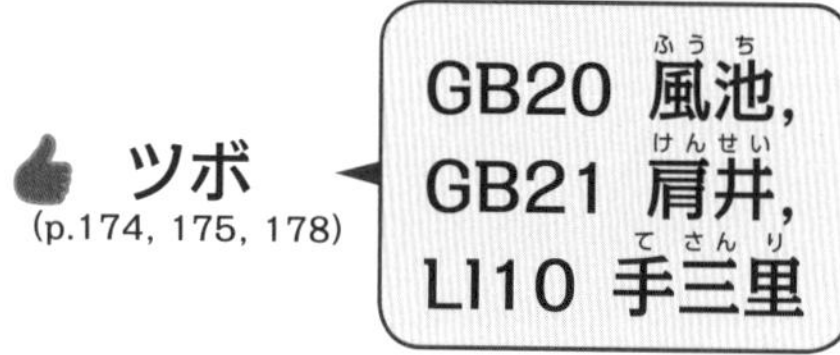

ワンポイントアドバイス

漢方単独では非ステロイド性抗炎症薬よりも効果が弱いですが，効果の強い鎮痛薬を処方しても改善しない場合もあります．葛根加朮附湯（三和）がない場合は葛根湯❶＋桂枝加朮附湯⓲で代用します．ただ，保険審査で3剤を使用すると減点される可能性があり，処方数が増えても効果が上がるとは限りませんのでご注意ください．

急性腰痛症（ぎっくり腰）

芍薬甘草湯 68 西 1st

突然の腰痛で，体動が困難な時に．非ステロイド性抗炎症薬の方が鎮痛作用は強いですが，胃弱や，アレルギーがある場合には服用できないことがあります．生薬の含有数が少ない芍薬甘草湯68は鎮痙・鎮痛作用の切れ味がよく，初回３包服用すると即効性が期待できます．

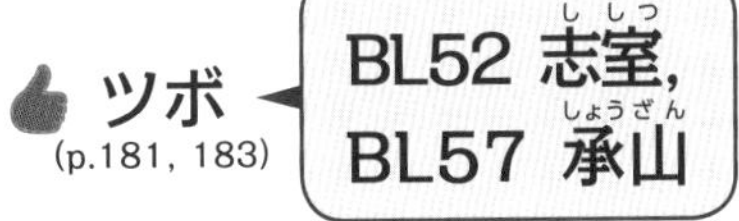

ワンポイントアドバイス

救急受診する腰痛に対して，西洋医学的対応に漢方薬をプラスします．末梢性筋弛緩作用と中枢性鎮痛作用のある芍薬甘草湯68の初回３包服用は即効性が期待できます．症状が残存する場合は，芍薬甘草湯68は頓用，麻杏薏甘湯78，八味地黄丸7，桂枝茯苓丸25，治打撲一方89，疎経活血湯53，五積散63などを病状に応じて追加することもあります．

膝関節炎

ファーストチョイス

熱・腫れがある

化膿している

ワンポイントアドバイス

腫脹に対して，「水を抜くとクセになるから抜かない」患者さんがいます．関節液を抜いたから溜まるのではなく，炎症が治まっていないから溜まるので，炎症を抑えることが肝要です．穿刺した関節液の性状を観察することで診断の補助になり，関節内圧を下げることで除痛にもなります．化膿性膝関節炎を疑えば，関節液培養検査を行い，抗菌薬を投与します．

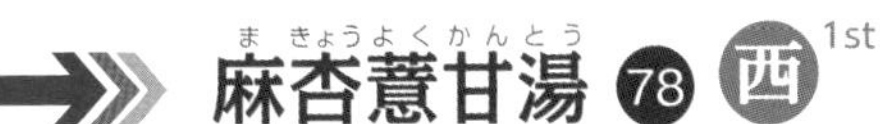

麻杏薏甘湯 78 西 1st

安静時もしくは体動時の膝関節部痛に．非ステロイド性消炎鎮痛薬の方が鎮痛作用は強いですが，胃弱，アレルギーがある場合に服用できないことがあります．また，炎症を軽減できても関節水腫が残存することがあります．麻杏薏甘湯78は関節痛だけではなく，筋肉痛にも効果があります．

越婢加朮湯 28 漢 おまけ

偽痛風などで熱感，腫脹が強い場合は石膏，蒼朮含有の越婢加朮湯28を選択します．

麻杏薏甘湯 78 + 排膿散及湯 122 西 1st

関節に腫脹，発赤，疼痛，可動域制限がみられる場合に．排膿散及湯122は関節液穿刺培養の結果を待たずに開始します．

ワンポイントアドバイス

麻杏薏甘湯78は麻黄，杏仁，薏苡仁，甘草の4つの生薬で構成されています．麻黄湯27の桂皮が薏苡仁に入れ替わった処方で，薏苡仁の抗炎症性水分調節作用が，麻黄＋薏苡仁で鎮痛作用を発揮します．越婢加朮湯28には石膏，蒼朮，麻黄が含まれており，発赤，熱感，腫脹，疼痛を軽減させます．排膿散及湯122併用は抗菌薬の投与期間を短縮します．

痛風発作

ファーストチョイス

症状が強い

ワンポイントアドバイス

痛風は高尿酸血症による結晶性関節炎であり，母趾に好発します．尿酸降下薬で急激に尿酸値を下げるとかえって痛風発作を誘発することがあります．尿酸は抗酸化物質であり，高くなるのは生体の防衛反応であるとも考えられます．生活習慣を変え，尿酸の排泄を促す牛乳やヨーグルトなどの乳製品を摂取するのも有効です．

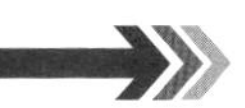

越婢加朮湯 ㉘ 

患部の発赤，熱感，腫脹，疼痛に．発作時の激痛には非ステロイド性消炎鎮痛薬の方が有効です．しかし，越婢加朮湯㉘には予防効果も期待できます．

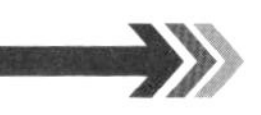

越婢加朮湯 ㉘ ＋桂枝茯苓丸 ㉕ 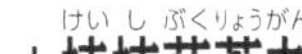 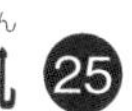 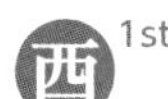

炎症の5徴のうちの機能障害には血の巡りをよくする桂枝茯苓丸㉕を併用します．

呼吸器 消化器 循環器 感染症 精神・神経 運動器 泌尿器 婦人科 耳鼻科 皮膚科 環境異常

ワンポイントアドバイス

痛風発作の激痛には非ステロイド性消炎鎮痛薬に漢方薬の上乗せが即効性を期待できます．炎症の5徴の中の発赤，熱感，腫脹，疼痛には石膏，蒼朮，麻黄の配合された越婢加朮湯㉘が有効です．桂枝茯苓丸㉕は血の巡りを改善します．そのため，急性炎症だけでなく痛風発作が鎮静化した慢性炎症にも使用できます．

偽痛風

ファーストチョイス

強い症状

ワンポイントアドバイス

偽痛風はピロリン酸カルシウムによる結晶性関節炎であり，膝関節に好発し，発熱や関節水腫がみられることもあります．環軸関節に生じるとCrowned dens症候群と呼ばれます．高齢者に多く，加齢によって軟骨の損傷部分に沈着しやすいことも関係しています．非ステロイド性消炎鎮痛薬内服とステロイドの関節注射を行います．

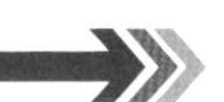

越婢加朮湯 28 漢 おまけ

患部の発赤，熱感，腫脹，疼痛に．越婢加朮湯28には石膏，蒼朮，麻黄が配合されており，発赤，熱感，腫脹，疼痛を軽減させます．非ステロイド性消炎鎮痛薬を併用してもいいですが，越婢加朮湯28だけで対応できます．再発例では早めに，越婢加朮湯28を服用すれば関節注射も不要となります．

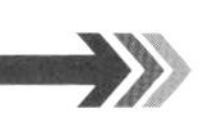

越婢加朮湯 28 ＋桂枝茯苓丸 25 or 桃核承気湯 61 漢 おまけ

症状が強い場合は血の巡りをよくする桂枝茯苓丸25や桃核承気湯61を加えます．高齢者や便秘が強い場合に桃核承気湯61を選択します．

ワンポイントアドバイス

発赤，熱感，腫脹，疼痛を伴う関節の急性炎症であるため，越婢加朮湯28が有効です．越婢加朮湯28の服用で局所の熱感だけでなく発熱も改善します．経過が長引く場合に血の巡りをよくする桂枝茯苓丸25や桃核承気湯61を併用します．桃核承気湯61には大黄と芒硝が含有されているため，より高度な炎症や便秘のある場合に使用します．

こむら返り

ファーストチョイス

尿漏れ，夜間頻尿

治りにくい

ワンポイントアドバイス

こむら返りが起こった場合は膝を伸ばしたまま座り，患側の趾先をつかんで手前に引っ張り，つっている腓腹筋をゆっくりと伸ばします．予防は水分と電解質の補給，栄養バランスのよい食生活，体を冷やさず，過労や睡眠不足に気をつけることです．また寝ていて膝や足を伸ばす時には，踵を突き出すようにして尖足位にならないようにします．

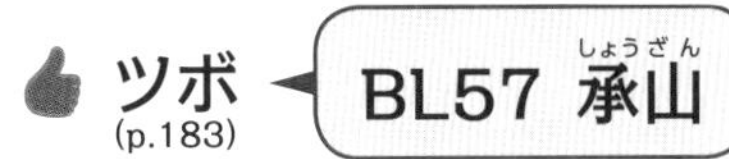

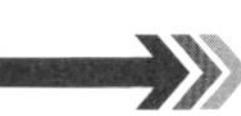

芍薬甘草湯 68 漢 1st

腓腹筋の筋けいれんによる収縮で痛みを自覚する時に．芍薬甘草湯68には鎮痙・鎮痛作用があり，3 包服用で即効性が期待できます．予防のために継続する必要はなく，症状が改善すれば終了します．その後に不安がある場合は頓用としましょう．

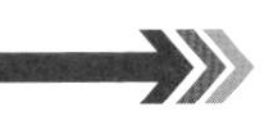

八味地黄丸 7 漢 1st

高齢者で尿漏れや夜間に何度もトイレに行く場合に．芍薬甘草湯68で効果があるも甘草の副作用でむくみが出た場合にも応用できます．

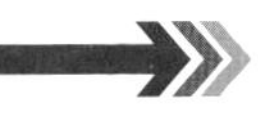

疎経活血湯 53 漢 1st

芍薬甘草湯68が無効な場合や下肢のしびれもある場合に．

ワンポイントアドバイス

芍薬甘草湯68は即効性が期待でき，ファーストチョイスですが，長期服用は甘草により偽アルドステロン症をきたす危険があるため，頓用にしましょう．透析で発症する場合は透析直前に 1 包服用します．甘草の副作用により治療が継続できない場合は八味地黄丸7に変更します．特に尿漏れ，頻尿，残尿感のある場合は男女ともに尿トラブルも解消できます．

尿路感染症

猪苓湯 40 漢 おまけ

発熱，腰部の圧痛や排尿時の陰部痛，排尿回数が増えることによる残尿感，尿漏れ，混濁した尿の症状に．長期に抗菌薬が投与される状況では猪苓湯40を追加すると，抗菌薬の投与を早めに終了することができます．尿検査で細菌が検出されても症状が軽快していれば，抗菌薬は不要です．出血性膀胱炎では猪苓湯40に四物湯71を加えた猪苓湯合四物湯112に変更します．

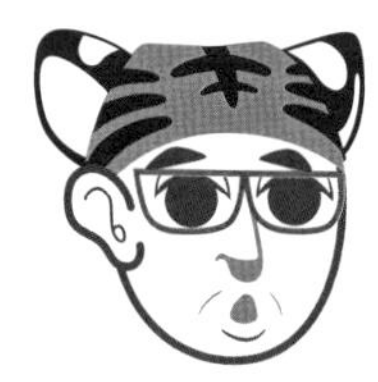

ワンポイントアドバイス

大腸菌感染によるものが多く，抗菌薬を併用します．猪苓湯40は猪苓，茯苓，滑石，沢瀉，阿膠の５つの生薬で構成されています．そのうち，猪苓，茯苓，滑石，沢瀉の４つに水分調整作用があります．阿膠＋滑石には止血作用があり，出血にも対応しています．

尿路結石症

芍薬甘草湯 ⑥⑧ ＋大建中湯 ⑩⓪ 漢 おまけ

突然の腰背部激痛，嘔気，血尿に．

鎮痛薬の注射や座薬を使用し，志室という腰部にあるツボを押しながら，鈍痛程度に軽減させます．その後，芍薬甘草湯68 3包を服用後15分程度で症状が残存していれば，大建中湯100 3包を追加します（6包を服用させることはまずはありません）．あとは1包ずつの頓用とします．排石しない限り再発することがあるので経過観察しましょう．

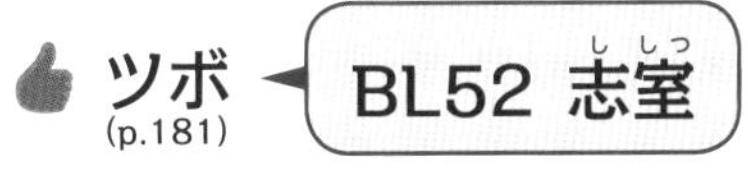

ワンポイントアドバイス

芍薬甘草湯68には横紋筋だけではなく，平滑筋の弛緩作用もあります．大建中湯100も尿管のけいれん性疼痛を抑えます．尿路結石症では腸管蠕動が抑制されて，腹部膨満，嘔吐する症例も散見されます．大建中湯100には腸管運動促進作用があり，芍薬甘草湯68の併用で，消化器症状も改善できます．症状軽減後は排石促進のために猪苓湯40に変更します．

乳腺炎

ファーストチョイス

炎症が強い

化膿性

ワンポイントアドバイス

うっ滞性乳腺炎は，授乳回数が少ないことや効果的な吸啜が行われていないことで発症します．治療は乳房マッサージを行います．うっ滞が改善されずに細菌感染すると化膿性乳腺炎に進展します．発熱，腋窩リンパ節の腫脹，血管怒張などの症状が出現し，母乳は黄色く粘稠性の高いものになります．抗菌薬の投与や切開排膿を行います．

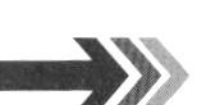

葛根湯❶ 漢 Good

産褥期の乳房発赤，腫脹，疼痛，熱感，硬結に．
葛根湯❶も母乳移行しますが，西洋薬よりも穏やかです．ただし，消炎鎮痛薬より鎮痛作用も穏やかなので，初回は３包を服用します．搾乳時の疼痛も軽減します．

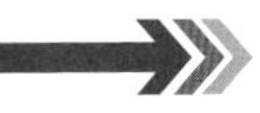

葛根湯❶＋小柴胡湯❾ 漢 Good

炎症所見が強い場合，葛根湯❶だけでは硬結，発熱を改善しきれないことがあります．抗炎症作用のある小柴胡湯❾を追加します．

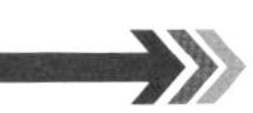

葛根湯❶＋排膿散及湯(122) 漢 Good

化膿性の場合は排膿散及湯(122)を併用します．抗菌薬との併用も可能です．また，早めの服用で切開排膿を回避できることもあります．

ワンポイントアドバイス

うっ滞性乳腺炎は生理現象であって，真の炎症ではないといわれています．そのため，乳房マッサージを基本に葛根湯❶の単独投与で改善できます．葛根湯❶含有の葛根には乳汁分泌促進作用があり，芍薬には止血・鎮痛作用があります．乳房に違和感を感じたら，すぐに服用し，症状が軽快したら終了することで乳児にもほとんど影響がありません．

半夏厚朴湯⑯ 漢 Good

妊娠初期の嘔気，嘔吐，唾液量の増加，食欲不振，全身倦怠感に．一般にメトクロプラミドが頻用されますが，無効例も経験します．そのような場合に制吐作用のある半夏厚朴湯⑯をお湯に溶いて冷ましてから服用させましょう．冷服は漢方薬のにおいを弱め嘔気が誘発されるのを防ぎます．さらにショウガを少し加えるとなおのことスッキリします．

ワンポイントアドバイス

つわりに半夏厚朴湯⑯，むくみに五苓散⑰，切迫流産に当帰芍薬散㉓，芎帰膠艾湯㊆⑦，風邪に香蘇散⑦⓪，咳嗽に麦門冬湯㉙，こむら返りに芍薬甘草湯⑥⑧，マタニティーブルーに半夏厚朴湯⑯など妊娠中も使用できる漢方薬はあります．ただし，流産の危険性のある場合，大黄，芒硝，枳実，檳榔子，桃仁，紅花，牡丹皮などが含有されている漢方薬は控えます．

88002-594 JCOPY

コラム　漢方薬の変え時，止め時

漢方薬の効果判定にかかる期間は，急性疾患と慢性疾患では当然異なります．救急外来ではその場で服用してもらい，そこで15分程度経過観察して変化がなければ，さらに追加するか，別の処方を追加します．その積み重ねで3包療法にたどり着いたわけです．風邪などの場合，3日分，追加処方して終了です．症状が続く場合などは再診してもらいます．こむら返りでは頓用のみで，予防投与も不要です．心配性の患者さんには頓用で処方しておくこともあります．外傷に伴う疼痛では1～2週間程度は服用を続けることが多いですが，皮下出血が残存していても疼痛が自制内になれば，終了です．尿管結石など結石が残存している限り，再発する可能性がある場合は排石を促す猪苓湯(ちょれいとう)㊵などを継続させることもあります．

慢性疾患の場合，初回投与1～2週間で効果がなければ，変更しています．「漢方薬は長く飲み続けていないと効かない」という誤解が一般の人にはありますが，それは単に投与量が少ないか，合っていないだけだと思います．1回に出す漢方薬は2種類までに限定しています．漢方薬が増えると生薬の数も多くなり，何を目的にその生薬を使用するのかがぼやけてしまいます．症状がよくなれば，3包/日→2包/日→1包/日もしくは頓用として，終了します．この間隔は1週間から数週間かけて徐々に減らしていけば患者さんの不安感も解消できます．漢方薬の服用期間は罹患期間の半分といわれていますが，症状が改善すれば，すぐに減量開始しましょう．

（中永）

鼻詰り（鼻炎）

鼻風邪

アレルギー性鼻炎

副鼻腔炎

ワンポイントアドバイス

鼻風邪では鼻汁は水様から粘稠になり，くしゃみは出続けません．一方，アレルギー性鼻炎では鼻汁は水様のままで，くしゃみも連続して出続けます．風邪の症状が治まっても鼻詰りだけが治らず，黄色の粘稠な鼻汁が出て，頭痛がする場合には副鼻腔炎の可能性があります．一般に抗菌薬や点鼻薬などを使用します．

ツボ
(p.173, 174, 179)

GV20 百会(ひゃくえ), GB20 風池(ふうち), LI4 合谷(ごうこく)

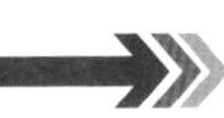

葛根湯加川芎辛夷(かっこんとうかせんきゅうしんい) ② 漢 Good

鼻詰り，鼻の中に熱感，粘稠な鼻汁に．
異物混入など物理的なものは除去することで解決できます．救急外来を受診するほとんどは風邪症状に伴うものです．葛根湯(かっこんとう)①でも対応できますが，さらなる効果には葛根湯加川芎辛夷(かっこんとうかせんきゅうしんい)②を選択します．

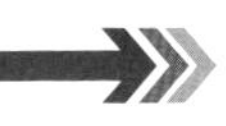

小青竜湯(しょうせいりゅうとう) ⑲ 漢 Good

くしゃみ，鼻汁，鼻詰りに．頭痛，頭重感，食欲不振，耳・咽喉・目のかゆみなどもみられます．小青竜湯(しょうせいりゅうとう)⑲で抗ヒスタミン薬を減量することができます．

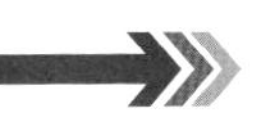

辛夷清肺湯(しんいせいはいとう) 104 漢 Good

鼻汁，鼻詰り，後鼻漏，頭重感，顔面痛・圧迫感，嗅覚障害などに．辛夷清肺湯(しんいせいはいとう)104は局所・全身とも炎症が強く，鼻詰りと疼痛が主症状の場合に用います．

ワンポイントアドバイス

葛根湯加川芎辛夷(かっこんとうかせんきゅうしんい)②は葛根湯(かっこんとう)①に頭痛を改善させる川芎(せんきゅう)と鼻閉をとる辛夷(しんい)が加わった漢方薬でいわゆる「鼻風邪」のファーストチョイスになります．鼻風邪から副鼻腔炎の移行期にも応用できますが，炎症が高度で鼻閉が強い場合に辛夷清肺湯(しんいせいはいとう)104を選択します．辛夷清肺湯(しんいせいはいとう)104に含有の石膏(せっこう)，知母(ちも)，黄芩(おうごん)，山梔子(さんしし)，升麻(しょうま)，枇杷葉(びわよう)は消炎解熱作用があります．

急性扁桃炎

葛根湯❶
＋桔梗石膏（コタロー）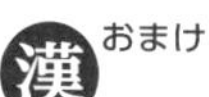

初期には葛根湯❶と桔梗石膏（コタロー）を併用します．溶連菌感染ではリウマチ熱の予防目的にペニシリン系抗菌薬を投与します．繰り返し発症する場合や数日経過している場合には桔梗石膏（コタロー）を小柴胡湯加桔梗石膏⑲に変更します．お湯に溶かし冷ましてから一気に飲まずうがいをするようにして服用させます．

ワンポイントアドバイス

葛根湯❶に消炎解熱作用のある石膏と排膿作用のある桔梗を合わせることで化膿性炎症疾患に幅広く対応できます．扁桃周囲膿瘍まで進展している場合，排膿しないと治らないことも多く，穿刺や切開を行います．細菌感染が疑われる場合は抗菌薬を投与します．葛根湯❶に抗炎症作用のある小柴胡湯❾を加えることで，さらなる消炎効果が期待できます．

乗り物酔い

五苓散(ごれいさん) ⑰ 漢 おまけ

はじめに頭痛や生あくびが起こり，乗り物酔いを引き起こす刺激が持続すると，嘔気，顔色不良，冷汗，ふらつき，唾液の異常，倦怠感，嘔吐などの症状が生じます．ただし，症状の強い場合には五苓散(ごれいさん)⑰を 3 包頓用，乗車前の予防では 1 包，漢方薬をお湯で溶かし冷ましたものを冷服します．

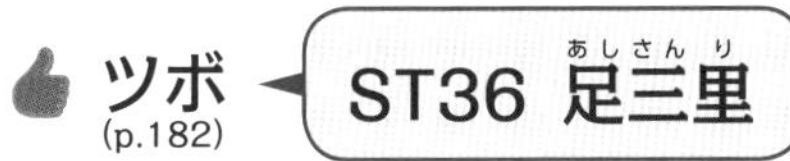

ワンポイントアドバイス

ジフェンヒドラミンは運転に注意が必要となります．五苓散(これいさん)⑰は予防にも使え，運転もできます．漢方を熱いお湯に溶かして飲む温服では漢方独特のにおいが嘔気を誘発するので，冷ましてからゆっくり冷服します．嘔気が強い場合は手関節掌側部正中から 3 横指に内関(ないかん)というツボを両側とも指圧します．このツボ刺激にも予防・治療効果があります（p180）．

鼻出血

ファーストチョイス

子どもの
繰り返す鼻出血

ワンポイントアドバイス

小児は鼻をかむ，ほじる，こするなど，物理的な刺激によって鼻出血を起こします．鼻をほじるのは，単なるクセだけでなく，アレルギー性鼻炎，副鼻腔炎，蓄膿症などが背景にあります．高齢者では高血圧，肝疾患，血液疾患，抗凝固薬服用，腫瘍などの影響で鼻出血が止まりにくくなります．鼻出血は座位で顔を下向きにして鼻をつまんで止血します．

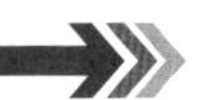

黄連解毒湯 (15) 西 1st

鼻腔から出血している状態に．圧迫止血法が優先されますが黄連解毒湯(15)には消炎作用と止血作用があり，顔面紅潮，のぼせ，イライラなどがある鼻出血のファーストチョイスです．お湯に溶かし冷ましてから服用します（冷服）．

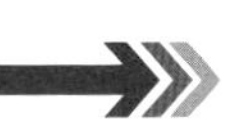

柴胡清肝湯 (80) 漢 おまけ

小児の鼻出血も黄連解毒湯(15)単独で対応できますが，体質改善のために四物湯(71)が加わった柴胡清肝湯(80)を比較的長期間服用します．

ワンポイントアドバイス

黄連解毒湯(15)は黄芩，黄連，山梔子，黄柏の生薬で構成されています．黄連は血管を収縮して止血します．止血困難時には 2〜3 包を服用します．柴胡清肝湯(80)に含有される四物湯(71)の地黄，芍薬にも止血作用があります．柴胡清肝湯(80)は乳児期から学童期にかけて中耳炎，扁桃炎，副鼻腔炎などを繰り返す小児に用いることが多いです．

急性中耳炎

ファーストチョイス

化膿性中耳炎

滲出性中耳炎

ワンポイントアドバイス

急性中耳炎はウイルスや細菌の感染で発症します．症状が遷延する症例の予想が難しく，抗菌薬投与が行われることがあります．また，鼓膜が腫れている場合には鼓膜切開を施行します．滲出性中耳炎では中耳に滲出液が貯留するので，滲出液を排出しやすくするために去痰薬を内服します．鼓膜切開を行い，滲出液を排液させることもあります．

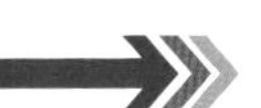

葛根湯❶ 漢 Good

急に片方の耳に痛みが出現します．小児では耳痛を訴えることができず，不機嫌になったり，耳に手をやって泣いたりします．発熱，耳漏がみられることもあります．軽症であれば葛根湯❶単独で改善できます．

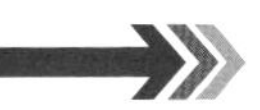

葛根湯❶＋排膿散及湯(122) 漢 おまけ

膿性耳漏がみられます．葛根湯❶に加えて抗菌薬か排膿散及湯(122)を併用します．

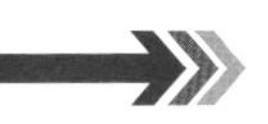

葛根湯❶＋小柴胡湯加桔梗石膏(109)（＋五苓散(17)）漢 おまけ

疼痛はありませんが，難聴や耳閉感があるため，抗炎症作用の強い小柴胡湯加桔梗石膏(109)や水分調整作用のある五苓散(17)を併用します．

ワンポイントアドバイス

小児急性中耳炎診療ガイドラインでは，軽症の急性中耳炎では3日間は抗菌薬を使用せずに経過をみて，症状が悪化する場合には抗菌薬を内服し，重症の場合には鼓膜切開の実施を考慮することが推奨されています．葛根湯❶で抗菌薬投与や鼓膜切開を回避できることがあるので，耳痛の訴えがあれば，早期から使用することをお勧めします．

めまい

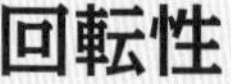

ふらつき

貧血を伴う

ワンポイントアドバイス

良性発作性頭位めまい症（BPPV）には浮遊耳石置換法（Epley法など）で対応しますが，施行中に嘔吐したり，患側の確認が困難であったりすると治療成績が下がります．Epley法施行前に五苓散⑰を内服させると改善効果が高まります．救急外来では五苓散⑰を3包服用か，苓桂朮甘湯㊴の併用で対応します．

ツボ (p.173, 174) GV20 百会(ひゃくえ), GB20 風池(ふうち)

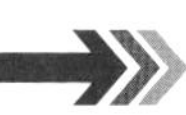

五苓散(ごれいさん) ⑰ 漢 Good

眼を開けると天井がぐるぐる回り，嘔気が出現し，嘔吐するような時に．救急外来では 3 包服用させると効果が高まります．実際には五苓散⑰と苓桂朮甘湯㊴の 1 包ずつの 2 包同時服用も有効です．

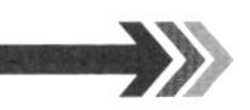

苓桂朮甘湯(りょうけいじゅつかんとう) ㊴ 漢 Good

ぐるぐると回ることはなく，体が傾く感じや絨毯の上を歩いているようなふわふわした感じのめまいに．動悸を伴うこともあります．

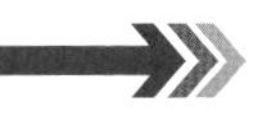

苓桂朮甘湯(りょうけいじゅつかんとう) ㊴ ＋四物湯(しもつとう) ⑪ 漢 Good

貧血がある場合には四物湯⑪を併用します．頭痛，息切れ，胸痛，倦怠感，味覚異常，顔色不良，爪が脆くなるなどの貧血に伴う症状は四物湯⑪を加えることで改善できます．

ワンポイントアドバイス

ふらつきの原因にはストレスが関与していることも多く，原因を解決しないと治りません．苓桂朮甘湯㊴に含有の茯苓(ぶくりょう)と蒼朮(そうじゅつ)は水分バランスを調整してめまいを改善します．桂皮(けいひ)はのぼせに効果があります．小児の立ちくらみには苓桂朮甘湯㊴だけでも有効ですが，成人では四物湯⑪を加えることでよりよい効果を発揮します．

蕁麻疹

ファーストチョイス

赤み，熱感が強い

食事性

寒冷刺激

ワンポイントアドバイス

蕁麻疹を引き起こす原因は感染症，アレルギー反応(薬剤，食物，運動，ラテックスゴム)，寒冷刺激，温熱刺激，日光，振動，ストレス，膠原病，血液疾患，遺伝など多岐にわたります．治療は薬物治療（第２世代抗ヒスタミン薬）と原因除去（刺激誘因を避けること）を行います．蕁麻疹では，アナフィラキシーショックを発症することもあります．

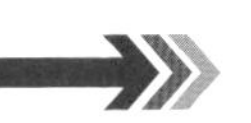

黄連解毒湯 ⑮ 漢 Good

皮膚に熱感，かゆみを伴う発疹に．皮膚の赤みや熱感には西洋薬でも対応できます．しかし，黄連解毒湯⑮の3包療法は即効性の点では西洋薬に劣りません．

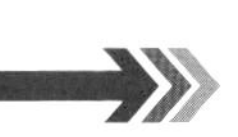

黄連解毒湯 ⑮ ＋消風散 ㉒ 漢 Good

膨疹の赤み，強い熱感に消風散㉒を追加．消風散㉒は分泌物が多く，かゆみが強い湿疹に単独でも使用可能．黄連解毒湯⑮との併用で増強効果が見込めます．

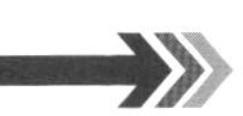

香蘇散 ⑰⓪ 漢 Good

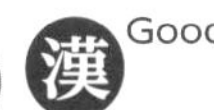

果実などを摂取した後に発症する口腔アレルギー症候群や魚介類摂取による蕁麻疹に．蘇葉の粉末または刻んだ紫蘇を一緒に飲用すると効果が高まります．

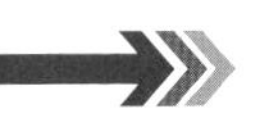

麻黄附子細辛湯 127 漢 おまけ

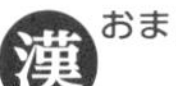

膨疹は小豆大前後の大きさで，かゆみがある場合に．抗ヒスタミン薬も有効ですが，麻黄附子細辛湯127は体質改善にも有効です．

ワンポイントアドバイス

黄連解毒湯⑮に含有の生薬にはすべて熱を冷ます作用があり，かゆみを改善させます．消風散㉒含有の石膏は発赤，熱感を，蟬退はかゆみを抑えます．また，木通，蒼朮には水分調節作用があり，浮腫（膨疹）を軽減させます．香蘇散70含有の蘇葉には抗酸化作用があります．麻黄附子細辛湯127含有の麻黄，細辛には高アレルギー作用が，附子には温熱作用があります．

動物咬傷（虫刺されを含む）

ファーストチョイス

重症

ムカデ・エイ

ワンポイントアドバイス

局所症状には創部感染予防と非ステロイド性消炎鎮痛薬内服で対応します．イヌ（海外）では狂犬病ワクチン，ネコではパスツレラ感染症の併発を考えて抗菌薬，毒蛇では抗毒素血清が必要になる場合があります．動物咬傷では破傷風の予防注射も行います．複数回の節足動物咬傷ではアナフィラキシーショックを起こすことがあります．

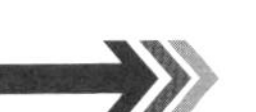

越婢加朮湯 28 漢 Good

刺入部の発赤，熱感，腫脹，疼痛（かゆみ）や，クマ外傷などの広範囲の裂傷，挫滅創には越婢加朮湯28を使用します．

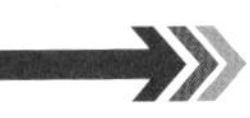

越婢加朮湯 28 ＋柴苓湯 114 漢 おまけ

局所であれば，越婢加朮湯28単独で対応できますが，マムシ咬傷など炎症が全身に波及するか，想定される場合に柴苓湯114を併用します．

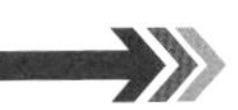

十味敗毒湯 6 漢 おまけ

ムカデやエイに刺された場合は冷やすと症状が悪化するため，十味排毒湯6を用い，患部を45℃程度のお湯で温めます．

ワンポイントアドバイス

発赤，熱感，腫脹，疼痛を伴う刺咬傷部の急性炎症であるため，石膏，蒼朮，麻黄が含有された越婢加朮湯28が有効です．炎症性腫脹が全身に及ぶ場合は抗炎症作用のある小柴胡湯9と腫脹を軽減させる五苓散17が合わさった柴苓湯114を併用します．越婢加朮湯28は表在性（皮膚，筋，骨）の炎症に，柴苓湯114は深在性（臓器）の炎症にと使い分けます．

凍傷

当帰四逆加呉茱萸生姜湯 ㊳ ＋附子

患部が暗赤色になり，冷感，発赤，疼痛がみられる状態です．重症度が進むと水疱が生じ，腫脹が強くなります．さらに皮膚の感覚がなくなり，青白くなり，最終的には壊死して黒く，硬くなります．

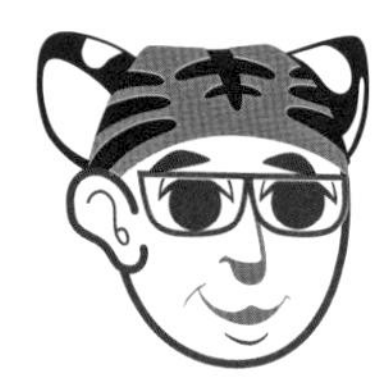

ワンポイントアドバイス

凍傷は，Ⅰ度（表皮のみ），Ⅱ度（真皮まで），Ⅲ度（皮下組織まで），Ⅳ度（骨壊死）に分類されます．凍傷では早急にお湯で温める必要があります（40℃, 40 分）．当帰四逆加呉茱萸生姜湯㊳は四肢末梢を温め，冷えによる疼痛を緩和します．附子には強い温熱・鎮痛作用があります．附子末の投与量は 1.5 g〜3.0 g/日で調整します．

コラム　凍傷と漢方薬の位置づけ

凍傷Ⅰ度レベル→ 漢 Good

一般に発赤，疼痛に消炎鎮痛薬を用いますが，凍傷の原因が血行障害であるので，末梢血管を収縮させるような治療は控えるべきでしょう．当帰四逆加呉茱萸生姜湯㊳は四肢末梢を温め，冷えによる疼痛を緩和させるので西洋薬よりも優れています．

凍傷Ⅱ～Ⅲ度レベル→ 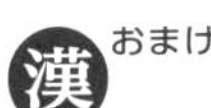

皮下組織まで傷害を受けると感染症を併発することがあるので，抗菌薬や破傷風トキソイドも必要となります．当帰四逆加呉茱萸生姜湯㊳に温熱・鎮痛作用のある附子を加えます．

凍傷の長期的症状（しびれ，寒冷への過敏性）に対して，当帰四逆加呉茱萸生姜湯㊳＋附子は西洋薬より有効ですが，数週間の服用が必要になります．

凍傷Ⅳ度レベル→ 西 1st

壊死をきたすと切断・離断の適応となるため，漢方の適応はありません．壊死をきたしていると切断・離断せざるを得ませんが，紫色でうっ血状態であれば，桂枝茯苓丸㉕を当帰四逆加呉茱萸生姜湯㊳に併用します．

熱傷

越婢加朮湯 ㉘

熱傷Ⅰ度では受傷部位に発赤，腫脹，疼痛がみられ，Ⅱ度では水疱，びらんがみられ，疼痛は強くなります．Ⅲ度では創部は蒼白し，炭化している場合もあります．越婢加朮湯㉘は炎症性腫脹を抑える目的でⅢ度にも使用できます．ただし，Ⅲ度の痂皮が再生することはありません．

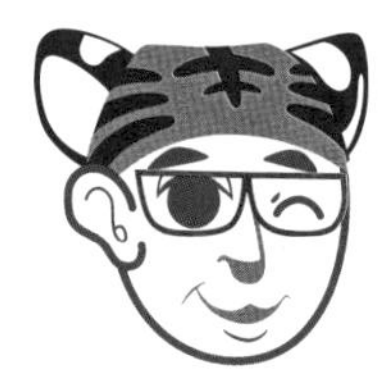

ワンポイントアドバイス

熱傷はⅠ度（表皮まで），Ⅱ度（真皮まで），Ⅲ度（皮下組織まで）に分類されます．越婢加朮湯㉘には石膏，蒼朮，麻黄が含まれており，熱感のある腫脹に幅広く応用できます．重症例では血管透過性亢進により，抗炎症作用のある小柴胡湯❾と水分バランスを調整する作用のある五苓散⑰が合わさった柴苓湯⑪⑭を併用します．

コラム　熱傷と漢方薬の位置づけ

熱傷Ⅰ～Ⅱ度レベル→ 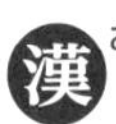

越婢加朮湯(28)だけでも腫脹・疼痛は軽減されますが，創処置には湿潤療法が必要となります．広範囲熱傷で炎症反応が強い場合は柴苓湯(114)を追加します．

熱傷Ⅲ度レベル→ 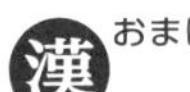

広範囲では植皮術が必要となります．

貧血，創傷治癒促進，難治性感染症には十全大補湯(48)が有用です．

深度にかかわらず

重症熱傷の場合，入院当日から越婢加朮湯(28)と柴苓湯(114)を服用します（経口摂取が不可なら，経鼻胃管から）．利尿期（48 時間～72 時間）が過ぎれば，十全大補湯(48)に変更します．胃蠕動抑制があれば六君子湯(43)を，便秘があれば大建中湯(100)を併用します．減張切開，デブリードマン，植皮術を行っても十全大補湯(48)を 1 ヵ月程度は服用します．創部に肥厚性瘢痕やケロイドがみられる場合は柴苓湯(114)＋桂枝茯苓丸(25)を服用します．

蜂窩織炎

ファーストチョイス

遷延した時

リンパ浮腫に合併

ワンポイントアドバイス

蜂窩織炎は真皮や皮下脂肪組織に連鎖球菌や黄色ブドウ球菌などが感染することで発症します．糖尿病，HIV 感染，化学療法などによって免疫力が低下していると発症しやすくなります．また，血行不良があると傷ができやすく，むくみがあるとリンパ液の流れが悪く細菌が増殖しやすくなります．治療は抗菌薬と鎮痛薬を使用します．

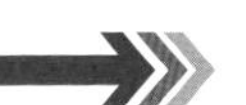

越婢加朮湯㉘ 漢 Good

患部に発赤，熱感，腫脹，疼痛がみられる状態に使用します．先行して抗菌薬が投与されているにもかかわらず，発赤・腫脹が悪化する場合に越婢加朮湯㉘が最適．ほとんどの場合，単独投与で大丈夫ですが，感染徴候が明らかな場合は抗菌薬を上乗せしてもいいでしょう．

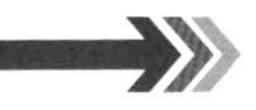

越婢加朮湯㉘ ＋ 桂枝茯苓丸㉕ 漢 Good

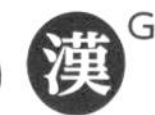

炎症が遷延し，発赤が残存している場合には血の巡りをよくする桂枝茯苓丸㉕を併用します．

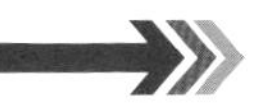

越婢加朮湯㉘ ＋ 柴苓湯(114) 漢 Good

元々リンパ浮腫がある部位に蜂窩織炎が併発する時に．

ワンポイントアドバイス

蜂窩織炎は局所感染であるため，軽症では炎症性腫脹に有用な越婢加朮湯㉘だけで対応できます．リンパ浮腫には抗炎症作用と水分調節作用を兼ね備えた柴苓湯(114)を用います．その部位が感染して熱感，発赤が強くなると石膏で対応します．そこで，石膏含有の越婢加朮湯㉘を併用して治療効果を高めます．柴苓湯(114)＋越婢加朮湯㉘は高度な炎症性腫脹に対応します．

帯状疱疹

ファーストチョイス

症状が残ってしまった

帯状疱疹後神経痛

ワンポイントアドバイス

帯状疱疹は，大人の水疱瘡といわれ，再活性化を示すウイルスの神経領域に一致して症状が出現します．初期はぴりぴりとした皮膚の痛みだけですが，水痘・帯状疱疹ウイルス抗原キットなどの試薬で簡便に早期診断可能です．一般的な鎮痛薬では対処できないことが多く，麻薬，プレガバリン・ガバペンチン，神経ブロックなどを組み合わせます．

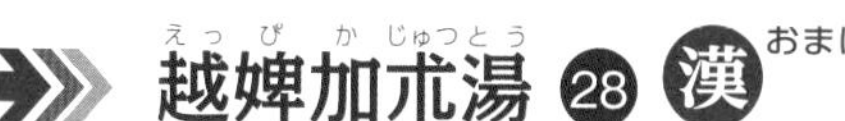

越婢加朮湯 28 漢おまけ

皮膚の痛みが先行し，発赤や水疱が帯状にみられる状態に．越婢加朮湯28単独での奏功例も経験しますが，抗ウイルス薬も投与します．当初から抗ウイルス薬と越婢加朮湯28を併用することで，帯状疱疹後神経痛を回避できます．

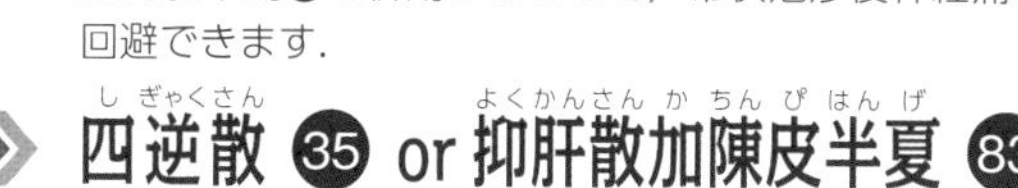

四逆散 35 or 抑肝散加陳皮半夏 83 漢おまけ

水疱形成期を過ぎて，症状が残存していれば，自律神経系のバランスを整える柴胡の含有された四逆散35や抑肝散加陳皮半夏83に変更します．

四逆散 35 or 抑肝散加陳皮半夏 83 ＋麻黄附子細辛湯 127 漢おまけ

皮膚症状が改善した後も強い神経痛のみが残存する場合に麻黄附子細辛湯127を併用します．麻黄，附子，細辛それぞれに鎮痛作用があります．

ワンポイントアドバイス

熱感・発赤のある小水疱には炎症性腫脹に効果のある石膏，蒼朮，麻黄が含有された越婢加朮湯28を用います．四逆散35は柴胡，枳実，芍薬，甘草で構成されています．柴胡，芍薬，甘草は自律神経の緊張を緩和させ，芍薬と甘草には鎮痛・鎮痙作用があります．抑肝散54に抗アロディニア作用があり，抑肝散加陳皮半夏83は経過が長くなった場合に使います．

低体温症

ファーストチョイス

重症

ワンポイントアドバイス

低体温症では深部体温が 35℃以下になります．冷え症でも 35℃を下回ることはありません．高齢者の屋内発症が多く，冬期の室温調整に周囲の人が注意する必要があります．32℃以下になるとふるえがなくなり体温はより急激に低下します．心室細動など致死性不整脈が出現しやすくなるため，手荒に動かさないように気をつけます．

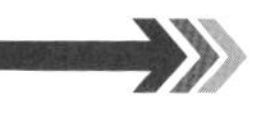

当帰四逆加呉茱萸生姜湯 38

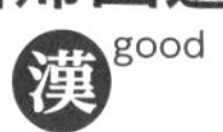

体のふるえ，手足の冷えがみられます．温かい飲み物をゆっくりと飲ませるとよいでしょう．温熱作用のある当帰四逆加呉茱萸生姜湯38をお湯に溶いて飲ませます．

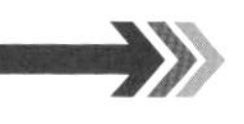

当帰四逆加呉茱萸生姜湯 38 ＋麻黄附子細辛湯 127 西 1st

ふるえがなくなり，意識障害も出てきます．加温輸液，体外循環装置を用いた加温など救命処置が優先されます．漢方薬はお湯に溶いて経鼻胃管から投与します．

ワンポイントアドバイス

四逆とは四肢が冷える（厥逆）ことを意味し，当帰四逆加呉茱萸生姜湯38は四肢末梢を温め，冷えによる疼痛を緩和します．「冬期にしもやけができる」「腰部・腹部も冷える」という場合は，ファーストチョイスになります．四肢の冷えが強い場合は附子を追加します．附子末よりは麻黄附子細辛湯127の方がお湯に溶けやすく3包療法に適しています．

夏バテ（暑気あたり）

清暑益気湯 136

暑さによる全身倦怠感，思考力低下，食欲不振，下痢，便秘などに．清暑益気湯136は予防・治療ともに使えます．

ワンポイントアドバイス

猛暑による体力低下や食欲不振などの「夏やせ」と呼ばれる症状だけではなく，気温と湿度の急激な変化により自律神経失調症をきたして様々な症状が起こります．ストレスや空調による冷え，睡眠不足なども原因になります．気候の変化が激しい梅雨や初夏にも起こりやすく，6月から9月まで清暑益気湯136を服用すると予防できます．

コラム　まずは成功例を積み重ねよう

漢方薬は漢方理論をマスターしてから臨床で応用しようと思っていると，いつまで経っても使うことはできません．「気血水(きけつすい)」理論であっても絶対的な指標や診断基準があるわけではなく，実臨床でも投与した漢方薬が百発百中で効くわけでもありません．残念ながら次回受診時に違う漢方薬に変更せざるを得ないこともあります．ただ，救急疾患では次がないことも多く，初回服用時に 2〜3 包服用することで有効率は高まります．一方，投与した漢方薬が劇的に効くことや主訴と違う症状まで改善することがあります．そこに漢方治療の面白さ・不思議さを感じていただけるともっと漢方薬のレパートリーを増やしてみようと思えるようになります．

はじめは劇的症例の印象が強く，成功体験で漢方治療を続けていけますが，やがて，効かなかった症例の方が気になります．そうなると 1 度に出す漢方薬の数が 2 剤，3 剤と増えているにもかかわらず，「やっぱり，漢方は効かない，効きが弱い」と思って，漢方から離れてしまうことにもなりかねません．そのような時は有効例も多く経験したことを思い出してください．その漢方治療で人生が大きく変わった患者さんもいるでしょう．われわれが病気を治しているのではなく，漢方薬を使って患者さんのもつ自然治癒力を高めるお手伝いをしているのだ，と考えることが肝要です．再び漢方が面白くなりだすと 1 度に出す処方数も減ってきます．効き目のあった患者さんの笑顔があると漢方も楽しいですね．（中永）

熱中症

嘔吐

体の熱感

有痛性筋けいれん

ワンポイントアドバイス

体温上昇がみられない軽症（I度）でも有痛性筋けいれん（横紋筋融解）は起こり得ます．体温上昇がある（II度），高熱・意識障害がみられる（III度）では，臓器障害をきたすために集学的治療を要します．治療の原則は水分・電解質の補給です．自分で水分補給ができない場合は細胞外液補充液の投与を行います．

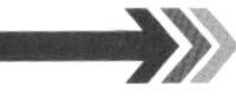

五苓散 17 漢 おまけ

口が乾いて体温上昇はみられないか，軽度の時に．経口補水液に五苓散17をお湯で溶かして冷ましてから予防的に服用させてもよいです．

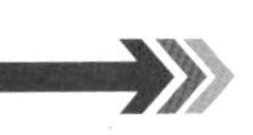

五苓散 17 ＋白虎加人参湯

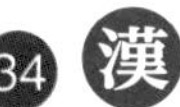

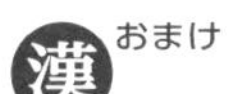

熱感が強く，体温上昇がみられる状態に．熱中症では体温の上昇がみられなくてもほてりがあるものです．そのため，五苓散17に白虎加人参湯34を追加した方が熱感は早く軽減します．ただし，経口摂取が不可能で臓器障害をきたした場合，集中治療が必須です．

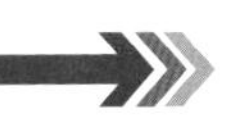

五苓散 17 ＋芍薬甘草湯

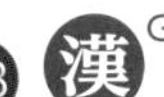

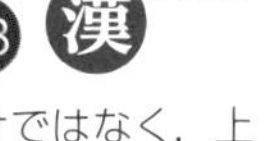

脱水症状として筋けいれんが腓腹筋だけではなく，上肢や腹直筋などにも起こります．筋けいれんや疼痛は芍薬甘草湯68で改善できますが，脱水が原因なので五苓散17も必要です．

ワンポイントアドバイス

五苓散17は体内の水分バランスを調整します．脱水では利尿薬と異なり，尿量を増加させません．白虎加人参湯34には熱感を抑える石膏や知母が含有されており，五苓散17を併用すると早期改善が見込めます．芍薬甘草湯68には鎮痛・鎮痙作用があり，筋けいれんや胃痛を改善します．五苓散17＋芍薬甘草湯68で脱水による筋けいれんを根治できます．

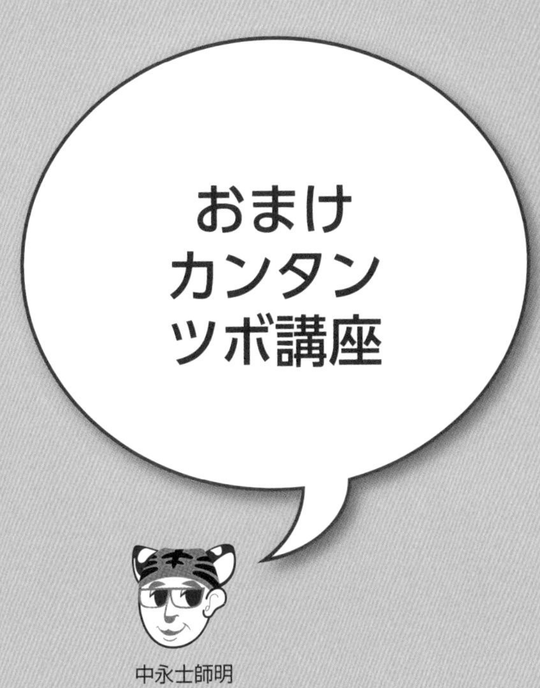

患者さんとのスキンシップのきっかけに！

救急万能ツボ（両側）12選

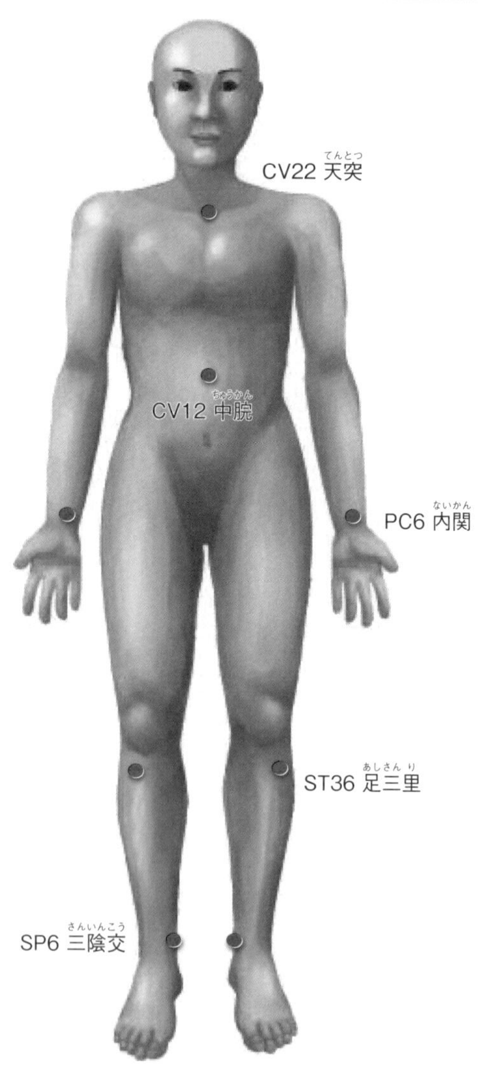

＊アルファベット付の番号はWHOの経穴番号です.

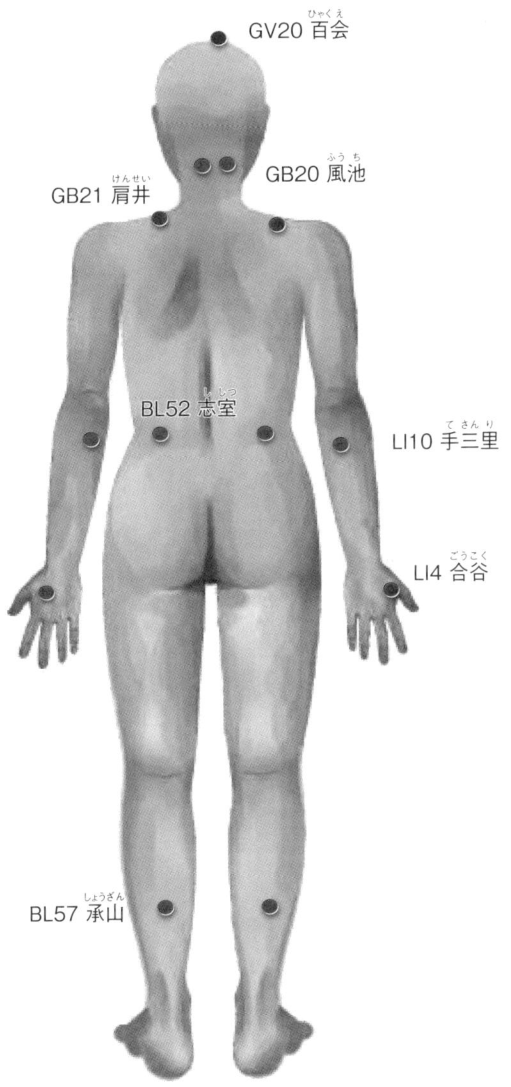

ツボ基本知識

ツボ（経穴）

・経絡上にある気の出入りするところ.
・気血の流れを調整し，全身に 361 個（WHO で決定）あるとされる.

救急ツボ押し 7 ヵ条

❶効いたらもうけものと思ってトライ（試す価値あり）
❷ツボは点ではなく，小さな円なので，指で押しても大丈夫
❸ただし，3～5 分押し続けると指が痛くなるので，余裕があれば，鍼施術も考慮する
❹全身のバランスをとるために患側，健常側ともに押す
❺押して痛気持ちいいところは阿是穴（あぜけつ）といい，ツボから外れていても効果あり
❻万能ツボを覚えて症状に合わせて組み合わせる（1 つのツボが複数の症状に効く）
❼禁忌（押してはいけないところ）：感染部位，潰瘍部，外陰部，乳頭，眼球，小児の頭部泉門

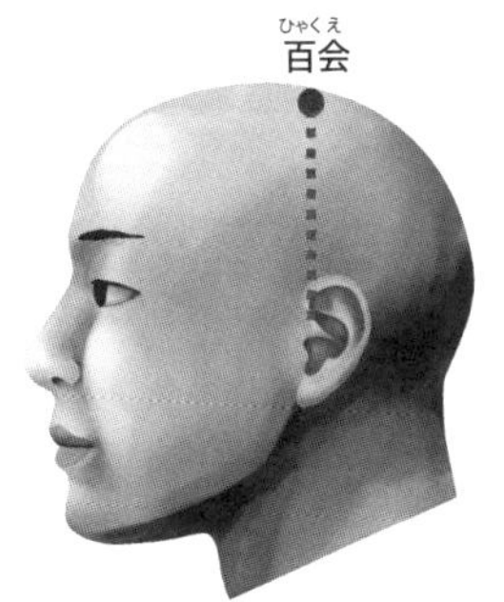

GV20 百会（ひゃくえ）

効能 高血圧，頭痛，めまい，肩こり，不眠症，二日酔い，鼻詰り（鼻炎），副鼻腔炎，痔核．

ツボの取り方 左右の耳の穴を結んだラインと顔面正中から頭頂部に向けたラインが交わるところ．

セットで飲みたい漢方薬	
高血圧	柴胡加竜骨牡蛎湯⑫，三黄瀉心湯(113)，釣藤散㊼，七物降下湯㊻
頭痛	呉茱萸湯㉛，五苓散⑰，釣藤散㊼，川芎茶調散(124)
めまい	五苓散⑰，苓桂朮甘湯㊴
肩こり	葛根加朮附湯（三和），桂枝茯苓丸㉕，桂枝加朮附湯⑱
不眠症	抑肝散加陳皮半夏(83)，柴胡加竜骨牡蛎湯⑫，酸棗仁湯(103)，加味帰脾湯(137)
二日酔い	五苓散⑰，黄連解毒湯⑮，茵蔯五苓散(117)
鼻詰り（鼻炎）	葛根湯①，葛根湯加川芎辛夷②，小青竜湯⑲
副鼻腔炎	葛根湯加川芎辛夷②，辛夷清肺湯(104)
痔核	乙字湯③，桂枝茯苓丸㉕

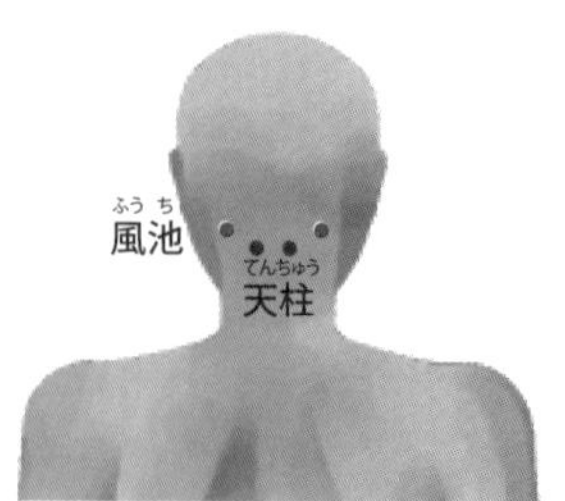

GB20 風池

効能 頭痛，めまい，肩こり，不眠症，風邪（鼻詰り，鼻汁，熱感，咳嗽）．

ツボの取り方 後頭部の髪の生え際にあり，胸鎖乳突筋と僧帽筋の起始部の間の陥凹部．

おまけ
天柱 風池の近くに似た効果が期待できる天柱というツボもあります．時間があれば押してみましょう．

セットで飲みたい漢方薬	
頭痛	呉茱萸湯㉛，五苓散⑰，釣藤散㊼，川芎茶調散124
めまい	五苓散⑰，苓桂朮甘湯㊴
肩こり	葛根加朮附湯（三和），桂枝茯苓丸㉕，桂枝加朮附湯⑱
不眠症	抑肝散加陳皮半夏83，柴胡加竜骨牡蛎湯⑫，酸棗仁湯103，加味帰脾湯137
風邪（鼻詰り，鼻汁，熱感，咳嗽）	葛根湯❶，葛根湯加川芎辛夷❷

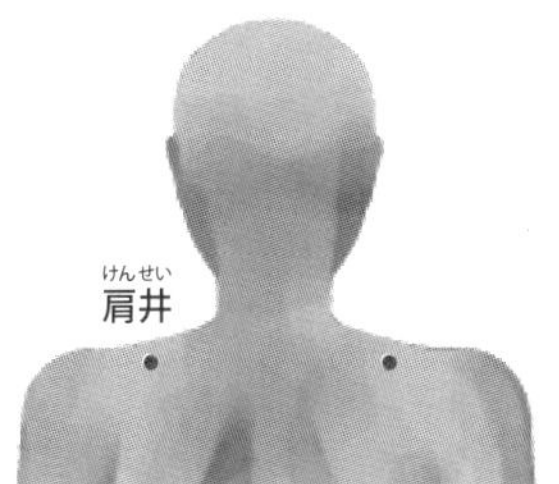

GB21 肩井（けんせい）

効能　肩こり，頭痛，歯痛，肩関節周囲炎，頸椎捻挫.

ツボの取り方　首の正中と肩峰を結んだ中間点.

セットで飲みたい漢方薬	
肩こり	葛根加朮附湯（かっこんかじゅつぶとう）（三和），桂枝茯苓丸（けいしぶくりょうがん）㉕，桂枝加朮附湯（けいしかじゅつぶとう）⑱
頭痛	呉茱萸湯（ごしゅゆとう）㉛，五苓散（ごれいさん）⑰，釣藤散（ちょうとうさん）㊼，川芎茶調散（せんきゅうちゃちょうさん）124
歯痛	立効散（りっこうさん）110
肩関節周囲炎	葛根加朮附湯（かっこんかじゅつぶとう）（三和），桂枝茯苓丸（けいしぶくりょうがん）㉕
頸椎捻挫	治打撲一方（ぢだぼくいっぽう）89

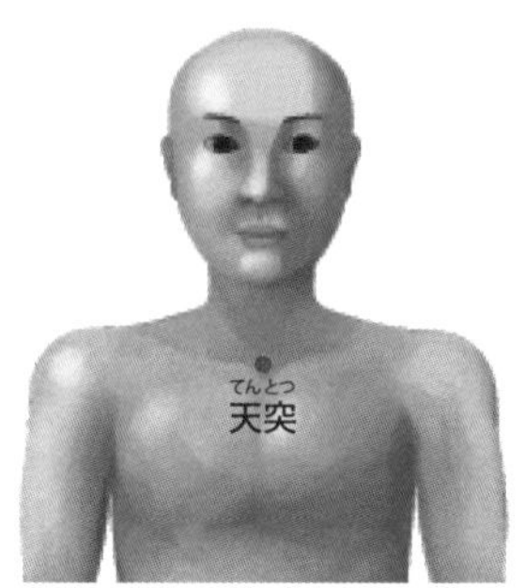

CV22 天突（てんとつ）

効能 咽頭痛，咳嗽，気管支喘息，しゃっくり，いびき.

ツボの取り方 胸骨上切痕を下方に向けて押します（まっすぐ押すと気管が圧迫されます）.

セットで飲みたい漢方薬	
咽頭痛	葛根湯（かっこんとう）1，桔梗湯（ききょうとう）138，麻黄附子細辛湯（まおうぶしさいしんとう）127
咳嗽	小柴胡湯（しょうさいことう）9，柴朴湯（さいぼくとう）96，麦門冬湯（ばくもんどうとう）29
気管支喘息	麻杏甘石湯（まきょうかんせきとう）55，五虎湯（ごことう）95，小青竜湯（しょうせいりゅうとう）19，柴朴湯（さいぼくとう）96
しゃっくり	芍薬甘草湯（しゃくやくかんぞうとう）68，呉茱萸湯（ごしゅゆとう）31

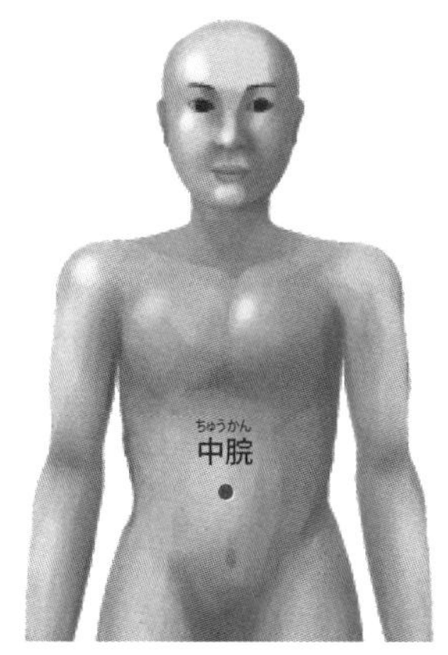

CV12 中脘

効能	上腹部疾患（胃痛，胃もたれ，食欲不振，腹痛），咳嗽，動悸，不眠症，むくみ．
ツボの取り方	臍の 4 横指上方． 代謝賦活によりむくみを解消するだけではなく，脂肪を燃焼させますが，あくまでもダイエットのサポートとしての位置づけです．

セットで飲みたい漢方薬	
胃痛	安中散(5)，芍薬甘草湯(68)
胃もたれ	六君子湯(43)
食欲不振	六君子湯(43)，補中益気湯(41)
腹痛	小建中湯(99)，大建中湯(100)，安中散(5)
咳嗽	小柴胡湯(9)，柴朴湯(96)，麦門冬湯(29)
動悸	苓桂朮甘湯(39)，桂枝加竜骨牡蛎湯(26)
不眠症	抑肝散加陳皮半夏(83)，柴胡加竜骨牡蛎湯(12)，酸棗仁湯(103)，加味帰脾湯(137)
むくみ	防已黄耆湯(20)，柴苓湯(114)

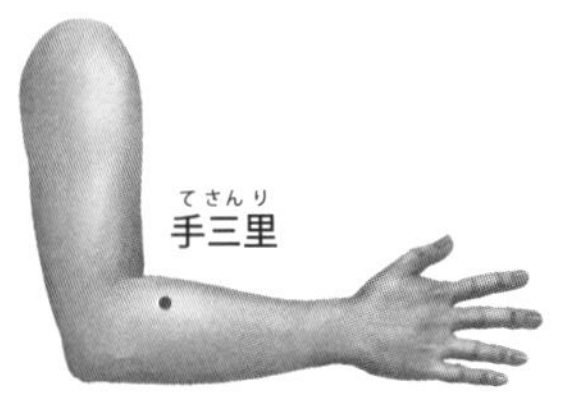

LI10 手三里

効能 胃腸炎，肩こり，肩関節周囲炎，抑うつ．

ツボの取り方 肘を曲げた時にできる横ジワから 3 横指の位置で，押さえるとジーンとした刺激があります．

セットで飲みたい漢方薬	
胃腸炎	五苓散⑰，半夏瀉心湯⑭，柴苓湯114
肩こり	葛根加朮附湯（三和），桂枝茯苓丸㉕，桂枝加朮附湯⑱
肩関節周囲炎	葛根加朮附湯（三和），桂枝茯苓丸㉕
抑うつ	六君子湯㊸，補中益気湯㊶

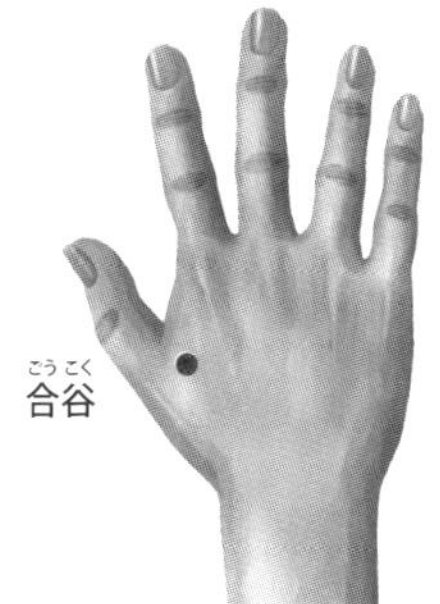

LI4 合谷

効能

頭痛，歯痛，風邪（鼻詰り，咽頭痛），鼻炎，肩こり，不眠症，下痢，便秘，月経痛，痤瘡（にきび）.

ツボの取り方

母指と示指の交差部からやや示指よりの陥凹部.
鼻炎の場合，鼻の外側にある迎香も押すと効果が高まります.

セットで飲みたい漢方薬	
頭痛	呉茱萸湯(31)，五苓散(17)，釣藤散(47)，川芎茶調散(124)
歯痛	立効散(110)
風邪（鼻詰り，咽頭痛）	葛根湯(1)，葛根湯加川芎辛夷(2)
鼻炎	葛根湯(1)，葛根湯加川芎辛夷(2)，小青竜湯(19)
肩こり	葛根加朮附湯(三和)，桂枝茯苓丸(25)，桂枝加朮附湯(18)
不眠症	抑肝散加陳皮半夏(83)，柴胡加竜骨牡蛎湯(12)，酸棗仁湯(103)，加味帰脾湯(137)
下痢	五苓散(17)，柴苓湯(114)，半夏瀉心湯(14)
便秘	大建中湯(100)，大承気湯(133)，麻子仁丸(126)，小建中湯(99)
月経痛	芍薬甘草湯(68)，安中散(5)，当帰建中湯(123)
痤瘡（にきび）	清上防風湯(58)，桂枝茯苓丸加薏苡仁(125)

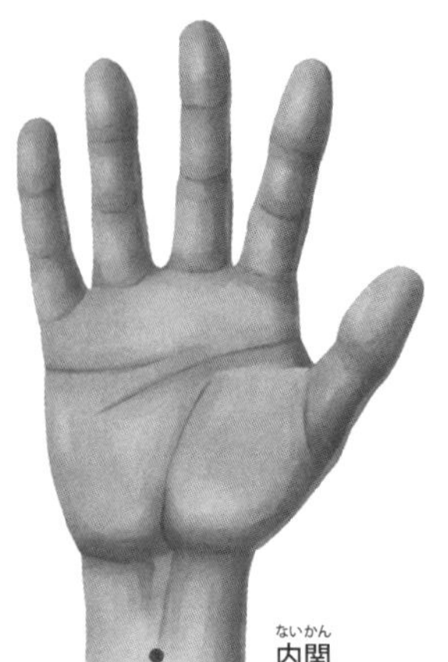

PC6 内関

効能

嘔気，つわり，乗り物酔い，二日酔い，動悸，肋間神経痛.

ツボの取り方

掌側から肘に向かって 3 横指の正中.

効果増強

足三里も一緒に刺激すると効果が高まります．予防には円皮鍼を留置します.

セットで飲みたい漢方薬	
嘔気	五苓散⑰
つわり	半夏厚朴湯⑯
乗り物酔い	五苓散⑰
二日酔い	五苓散⑰，黄連解毒湯⑮，茵陳五苓散117
動悸	苓桂朮甘湯㊴，桂枝加竜骨牡蛎湯㉖
肋間神経痛	麻杏薏甘湯78，四逆散㉟＋香蘇散70

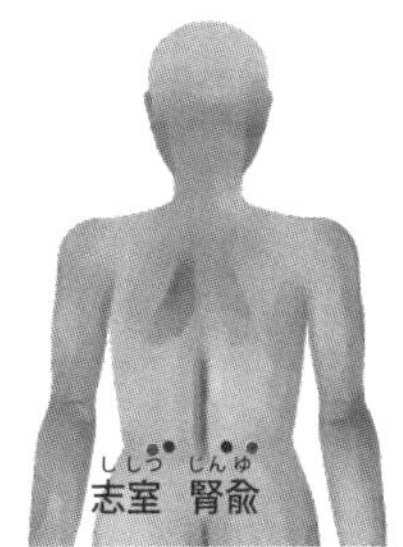

BL52 志室

効能 腰痛，月経痛，便秘，下痢，尿管結石症，尿失禁，インポテンツ.

ツボの取り方 腰のくびれたライン（もしくは肘の位置）で腰部正中から 4 横指外側.

激痛時の対処 やや内側に向かって押す.

効果増強 志室と腰部正中の中間にある腎兪と合わせて刺激すると効果が高まります.

セットで飲みたい漢方薬	
腰痛	芍薬甘草湯68，麻杏薏甘湯78，八味地黄丸7，桂枝茯苓丸25，治打撲一方89
月経痛	芍薬甘草湯68，安中散5，当帰建中湯123，通導散105
便秘	大建中湯100，大承気湯133，麻子仁丸126，小建中湯99
下痢	五苓散17，柴苓湯114，半夏瀉心湯14
尿管結石症	芍薬甘草湯68，大建中湯100，猪苓湯40
尿失禁	八味地黄丸7，牛車腎気丸107，清心蓮子飲111
インポテンツ	八味地黄丸7，柴胡加竜骨牡蛎湯12，桂枝加竜骨牡蛎湯26

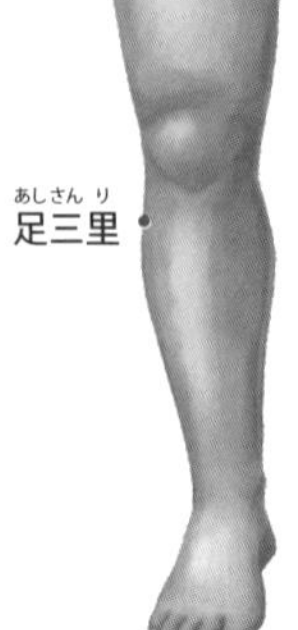

ST36 足三里

効能 消化器疾患（胃痛，食欲不振，嘔気，下痢，便秘，胃腸炎），膝関節痛，坐骨神経痛，乗り物酔い．

ツボの取り方 下腿外側，膝蓋骨下方 4 横指．

セットで飲みたい漢方薬	
胃痛	安中散(5)，芍薬甘草湯(68)
食欲不振	六君子湯(43)
嘔気	五苓散(17)，半夏厚朴湯(16)
下痢	五苓散(17)，柴苓湯(114)，半夏瀉心湯(14)
便秘	大建中湯(100)，大承気湯(133)，麻子仁丸(126)，小建中湯(99)
胃腸炎	五苓散(17)，半夏瀉心湯(14)，柴苓湯(114)
膝関節炎	麻杏薏甘湯(78)，越婢加朮湯(28)，薏苡仁湯(52)，防已黄耆湯(20)
坐骨神経痛	八味地黄丸(7)，牛車腎気丸(107)，疎経活血湯(53)
乗り物酔い	五苓散(17)

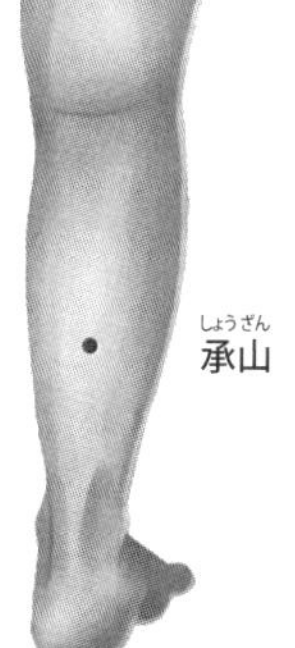

BL57 承山(しょうざん)

効能 こむら返り，下腿浮腫，腰痛，坐骨神経痛.

ツボの取り方 アキレス腱から腓腹筋の境界.
こむら返り時には両手で腓腹筋を包むようにして中指でツボを強く押します.

セットで飲みたい漢方薬	
こむら返り	芍薬甘草湯(しゃくやくかんぞうとう)68，牛車腎気丸(ごしゃじんきがん)107，疎経活血湯(そけいかっけつとう)53
下腿浮腫	防已黄耆湯(ぼういおうぎとう)20，柴苓湯(さいれいとう)114
腰痛	芍薬甘草湯(しゃくやくかんぞうとう)68，麻杏薏甘湯(まきょうよくかんとう)78，八味地黄丸(はちみじおうがん)7，桂枝茯苓丸(けいしぶくりょうがん)25，治打撲一方(ぢだぼくいっぽう)89
坐骨神経痛	八味地黄丸(はちみじおうがん)7，牛車腎気丸(ごしゃじんきがん)107，疎経活血湯(そけいかっけつとう)53

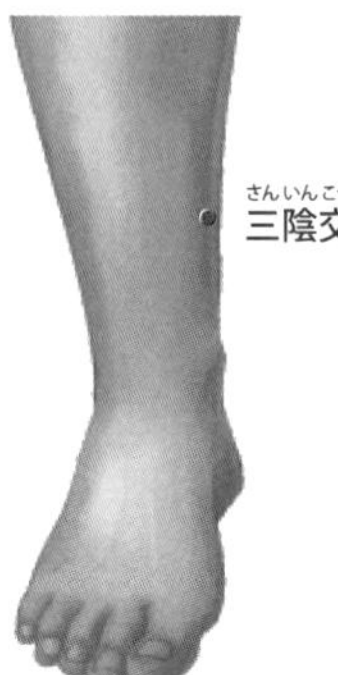

SP6 三陰交

効能 婦人科疾患（月経痛，更年期障害），泌尿器疾患，冷え症，頭痛.

ツボの取り方 内果部から 4 横指上方.

セットで飲みたい漢方薬	
月経痛	芍薬甘草湯68，安中散5，当帰建中湯123，通導散105
更年期障害	当帰芍薬散23，加味逍遙散24，桂枝茯苓丸25
泌尿器疾患	猪苓湯40，清心蓮子飲111，八味地黄丸7，牛車腎気丸107
冷え症	当帰四逆加呉茱萸生姜湯38，苓姜朮甘湯118
頭痛	呉茱萸湯31，五苓散17，釣藤散47，川芎茶調散124

あとがき

私自身の漢方デビューは脳低温療法における麻痺性イレウスへの大建中湯100でした．脳低温療法では全身を冷却する必要があり，腸管の蠕動抑制を必発します．エリスロマイシンを含め種々の西洋医学的アプローチでも改善しなかった蠕動抑制が，ふと思いついた大建中湯100で著効しました．しばらくは脳低温療法に大建中湯100をルーチンの1つの薬剤として使用していましたが，「腹が冷え，腹部膨満するものに使う」という使用目標があることを知り，漢方薬にもレスポンダーがあることを実感しました．他の救急疾患にも漢方薬が効くのではないかと思い，漢方をもっと学びたいと思いましたが，高名な先生に師事するにも秋田で救急業務に追われている身には不可能でした．そのような際に松田邦夫先生の定期講演会が秋田市で行われることを知ったのが15年ほど前です．今も松田先生の講演会に参加させていただいておりますが，ようやく話の奥深さがわかってきました．今回，その雲の上の存在の松田先生から推薦の言葉を頂戴できたことは望外の喜びです．あらためて感謝申し上げます．

救急の腕を磨くにあたって全国の第一線の病院に修行に出かけた時期がありました．横浜でも2年間外科と救急を勉強させていただきましたが，その病院の外科と救急は慶應義塾大学の関連施設で当時の上司から新見正則先生のことはよくお聞きしており，一方的に親近感をもっていました．その後，外科出身の漢方医の先生方から新見先生を紹介していただき，ダンディな先生だというのが第一印象でした．私が東京で漢方講演会を開催した時に新見先生がご多忙の中，お顔を出してくださったのを聴衆の中に見つけた時には緊張とともに感動しました（声をかけることもなく，さりげなく参加されて風のように去られていました「やっぱりダンディ！」）．新見正則先生は日本の宝である漢方薬をわかりやすく次世代へも普及させようという熱血漢です．イグノーベル賞を受賞されてからはテレビ出演も多く，やはり遥か遠くを駆ける存在です．そのご高名な新見先生からお声がけをいただき，これまでの私自身の研究と経験の成果を凝縮させたものが本書の内容で，自分で効果が実感できなかった漢方薬は一切紹介しておりません．不思議なもので自分の持っているものを出し惜しみした時にはさらなるものは得られませんが，現在持ち合わせの知見を心おきなく出し切った時には自分自身もさらなら高みに進めるように感じています．そういった意味でも今回，救急のツボも呈示させていただきました．救急と銘打っておりますが日々の診療にもお役立ていただければ幸いです．

2020 年 3 月

中永士師明

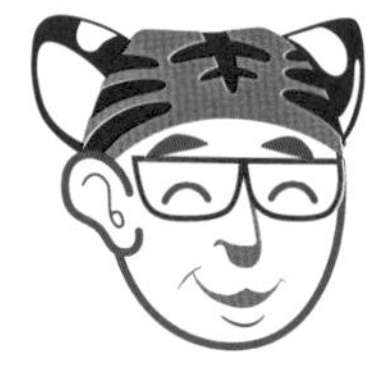

参考文献

新見正則 ……………………………………………………………………………

1）松田邦夫，稲木一元：臨床医のための漢方［基礎編］．カレントテラピー，1987

2）大塚敬節：大塚敬節著作集　第1巻～第8巻 別冊．春陽堂，1980-1982

3）大塚敬節，矢数道明，清水藤太郎：漢方診療医典．南山堂，1969

4）大塚敬節：症候による漢方治療の実際．南山堂，1963

5）稲木一元，松田邦夫：ファーストチョイスの漢方薬．南山堂，2006

6）大塚敬節：漢方の特質．創元社，1971

7）大塚敬節：漢方と民間薬百科．主婦の友社，1966

8）大塚敬節：東洋医学とともに．創元社，1960

9）大塚敬節：漢方ひとすじ―五十年の治療体験から―．日本経済新聞社，1976

10）松田邦夫：症例による漢方治療の実際．創元社，1992

11）日本医師会 編：漢方治療の ABC．日本医師会雑誌臨増 108（5），1992

12）大塚敬節：歌集杏林集．香蘭詩社，1940

13）三潴忠道：はじめての漢方診療十五話．医学書院，2005

14）花輪壽彦：漢方診療のレッスン．金原出版，1995

15）松田邦夫：巻頭言：私の漢方治療．漢方と最新治療 13（1）：2-4，世論時報社，2004

16）新見正則：本当に明日から使える漢方薬．新興医学出版社，2010

17）新見正則：西洋医がすすめる漢方．新潮社，2010

18）新見正則：プライマリケアのための血管疾患のはなし漢方診療も含めて．メディカルレビュー社，2010

19）新見正則：フローチャート漢方薬治療．新興医学出版社，2011

20）新見正則：じゃぁ，死にますか？　―リラックス外来トーク

術—. 新興医学出版社, 2011
21) 新見正則：簡単モダン・カンポウ. 新興医学出版社, 2011
22) 新見正則：じゃぁ, そろそろ運動しませんか？　新興医学出版社, 2011
23) 新見正則：iPhone アプリ「フローチャート漢方薬治療」
24) 新見正則：じゃぁ, そろそろ減量しませんか？　新興医学出版社, 2012
25) 新見正則：鉄則モダン・カンポウ. 新興医学出版社, 2012
26) 松田邦夫・新見正則：西洋医を志す君たちに贈る漢方講義. 新興医学出版社, 2012
27) 新見正則：症例モダン・カンポウ. 新興医学出版社, 2012
新見正則：飛訳モダン・カンポウ. 新興医学出版社, 2013
28) 新見正則：患者必読医者の僕がやっとわかったこと. 朝日新聞出版, 2014
29) 新見正則：フローチャート漢方薬治療 2. 新興医学出版社, 2014
30) 新見正則：3 秒でわかる漢方ルール. 新興医学出版社, 2014
31) 新見正則, 樫尾明彦：スーパー★ジェネラリストに必要なモダン・カンポウ. 新興医学出版社, 2014
32) 新見正則：実践ちょいたし漢方. 日本医事新報 4683(1), 2014
33) 新見正則：患者さんのためのフローチャート漢方薬. 新興医学出版社, 2015
34) 新見正則：実践 3 秒ルール 128 漢方処方分析. 新興医学出版社, 2016
35) 新見正則, 樫尾明彦：モダン・カンポウ上達チェックリスト. 新興医学出版社, 2016
36) 新見正則：サクサク読める漢方ビギナー処方ドリル. 新興医学出版社, 2016
37) 新見正則：ボケずに元気に 80 歳！—名医が明かすその秘訣. 新潮文庫, 2017
38) 新見正則：論文からひもとく外科漢方. 日本医事新報社, 2017
39) 新見正則：メディカルヨガ—誰でもできる基本のポーズ. 新興医学出版社, 2017

40）新見正則：フローチャートこども漢方薬―びっくり・おいしい飲ませ方―．新興医学出版社，2017
41）新見正則：フローチャートがん漢方薬―サポート医療・副作用軽減・緩和に―．新興医学出版社，2017
42）新見正則：イグノーベル的バランス思考―極・健康力―．新興医学出版社，2017
43）新見正則：フローチャート高齢者漢方薬―フレイルこそ漢方のターゲット―．新興医学出版社，2017
44）新見正則，千福貞博，坂﨑弘美：漢方♥外来ナンパ術．新興医学出版社，2017
45）新見正則，チータム倫代：フローチャート皮膚科漢方薬―いつもの治療にプラスするだけ―．新興医学出版社，2018
46）新見正則，古郡規雄：フローチャートメンタル漢方薬―臨床精神薬理学の第一人者が教えます！―新興医学出版社，2019
47）新見正則，千福貞博，坂﨑弘美：漢方♥外来―先生，儲かりまっか？．新興医学出版社，2019
48）新見正則，鈴木美香：フローチャート女性漢方薬―とくに女性には効果バツグン！―新興医学出版社，2019
49）新見正則，棚田大輔：フローチャートいたみ漢方薬―ペインと緩和にさらなる一手―．新興医学出版社，2019
50）新見正則，千福貞博，坂﨑弘美：スターのプレゼン 極意を伝授！．新興医学出版社，2020

中永士師明……………………………………………………………

1）中永士師明：漢方治療を考慮する時．若き当直医の悩み―腹部救急Q&A．救急・集中治療 23：1405-1411，2011
2）Nakae H, Yokoi A, Kodama H, et al：Comparison of the effects on rib fracture between the traditional Japanese medicine jidabokuippo and Nonsteroidal Anti-Inflammatory Drugs：A randomized controlled trial. Evid Based Complement Alternat Med 2012；2012：837958
3）Nakae H：Role of traditional Japanese medicines in the support of the Great East Japan earthquake-affected areas. Pers Med

Univers 1：45–48, 2012
4）中永士師明：漢方，直伝！救急手技プラチナテクニック（太田祥一編）．羊土社，pp176–178，2013
5）中永士師明：蜂刺症に対して漢方治療が有効であった 4 例．Pers Med Univers（Japanese edition）1：53–58, 2013
6）Nakae H, Yokoi A, Kato M, et al：Five patients with severe burns and refractory infections treated using the traditional Japanese medicine Juzentaihoto. Pers Med Univers 2：41–44, 2013
7）中永士師明，蛇口美和，堀川明，他：肩関節周囲炎に対する葛根加朮附湯の有用性について．Pers Med Univers（Japanese edition）2：30–35，2014
8）中永士師明：パニック発作と漢方．精神科 27：175–179，2015
9）中永士師明：救急医療と漢方．エビデンスに基づく急性期・入院・外来診療で使える漢方薬の定番．Bunkodo Essential & Advanced Mook 第 19 巻（小野孝彦編）．文光堂，pp18–21，2015
10）中永士師明：EBM による救急・集中治療領域の漢方の使い方 改訂第 2 版．ライフ・サイエンス，2015
11）Nakae H, Hebiguchi M, Okuyama M：Jidabokuippo use in patients with fractures of the extremities. Pers Med Univers 4：66–69, 2015
12）Nakae H, Kusanagi M, Okuyama M, et al：Paralytic ileus induced by glyphosate intoxication successfully treated using Kampo medicine. Acute Med Surg 2：214–218, 2015
13）Nakae H, Okuyama M, Igarashi T：Traumatic lateral abdominal wall hematoma treated with Kampo medicines. Tradit Kampo Med 2：102–104, 2015
14）中永士師明：救急・集中治療領域における漢方治療の位置付け．日本統合医療学会誌 9：59–64，2016
15）中永士師明：脳神経外科領域の急性期に応用可能な漢方薬．脳神経外科と漢方 2：5–9，2016
16）中永士師明，蛇口美和，廣嶋優子，他：外傷に対する治打撲

一方の有用性について．漢方と最新治療 25：245–251，2016
17）Nakae H, Okuyama M, Igarashi T：Multiple organ dysfunction treated with Kampo medicines in the intensive care unit. Tradit Kampo Med 3：79–81, 2016
18）中永士師明：漢方処方による鎮痛・鎮静．救急医学 41：1585–1590，2017
19）中永士師明：実践的な東洋医学の活用．医師による東洋医学 西洋医学・東洋医学（漢方・鍼灸）併用へのアプローチ（予防医療臨床研究会編集部編）．予防医療臨床研究会，pp1–14. 2017
20）Nakae H, Saito Y, Okuyama M, et al：A case of tetanus treated with Kampo medicines such as Kakkonto and Shakuyaku-kanzoto. Acute Med Surg 4：217–220, 2017
21）中永士師明：しびれに対する漢方治療．Loco Cure 4：150–154, 2018
22）中永士師明：むくみに対する漢方治療．Loco Cure 4：260–262, 2018
23）Nakae H, Hiroshima Y, Hebiguchi M：Kampo medicines for frailty in locomotor disease. Front Nutr 5：31, 2018 doi：10.3389/fnut.2018.00031
24）Nakae H, Satoh K, Okuyama M, et al：Localized tetanus treated with Kampo medicines. Tradit Kampo Med 5：116–119, 2018
25）中永士師明：鍼灸治療を含めたハイブリッド型医療の展開．Acupuncuture 情報誌 1：1–2，2019
26）中永士師明：救急医学と漢方，臨床力をアップする漢方（加藤士郎編）．中山書店，pp59–64，2019
27）中永士師明：急性期漢方マニュアル．源草社，2019
28）中永士師明：救急医療に対する漢方医学の役割と可能性．漢方と最新医学 28：119–120，2019

は

ま

や

ら

ツボ

モダン・カンポウ for ビギナーズ

本当に明日から使える漢方薬
7時間速習入門コース

著＝新見正則

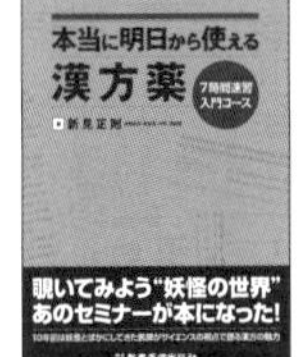

「わかりやすくて実践的」「最先端医療でもどうにもならない患者さんに効果があった」と全国の医師に大人気のセミナーを書籍化。本書でモダン・カンポウの一通りを学べます。

●B5判　162頁　定価（本体価格4,000円+税）
（生薬・処方のカラー解説付）

[ISBN978-4-88002-706-7]

本当に明日から使える漢方薬②
フローチャート漢方薬治療

著＝新見正則

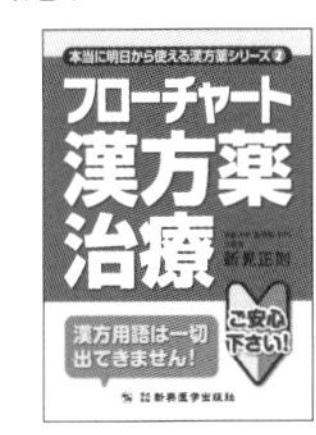

漢方理論も用語も一切なし!実臨床で即に役立つ!
読者の先生方から大好評書籍です。
ひと目で学べるフローチャートの基本版!

●A6判　216頁　定価（本体価格1,900円+税）

[ISBN978-4-88002-823-1]

本当に明日から使える漢方薬③
簡単 モダン・カンポウ
効率的に勉強する、画期的かつ まったく新しい漢方勉強メソッド

著＝新見正則

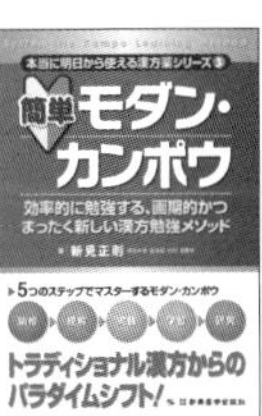

西洋医のためのモダン・カンポウ!　トラディショナル漢方とはまったく違う考え方がベースになっています。初めての先生にまずは本書をおススメします!

●A5判　139頁　定価（本体価格2,700円+税）

[ISBN978-4-88002-824-8]

株式会社 新興医学出版社
〒113-0033　東京都文京区本郷6-26-8
TEL. 03-3816-2853　FAX. 03-3816-2895
http://www.shinkoh-igaku.jp
e-mail: info@shinkoh-igaku.jp

【著者略歴】

新見　正則　Masanori Niimi, MD, DPhil, FACS

1985 年　慶應義塾大学医学部卒業
1993 年～1998 年　英国オックスフォード大学医学部博士課程留学
移植免疫学で Doctor of Philosophy（DPhil）取得
1998 年～　帝京大学医学部に勤務
2002 年　帝京大学外科准教授
2013 年　イグノーベル医学賞

専　門
消化器外科，血管外科，移植免疫学，日本東洋医学会指導医・専門医，労働衛生コンサルタント，日本体育協会認定スポーツドクター，セカンドオピニオンのパイオニアとしてテレビ出演多数.
漢方医学は松田邦夫先生（東大 S29 年卒）に学ぶ.

趣　味　トライアスロン，中国語，愛犬ビションフリーゼ

中永　士師明　Hajime Nakae, MD, PhD.

1989 年　奈良県立医科大学医学部卒業
1989 年　大阪大学医学部附属病院特殊救急部
1996 年　米国セントルイス大学客員助教授
2003 年　豪州プリンスオブウェールズ病院（文部科学省在外研究員）
2008 年　秋田大学医学部附属病院漢方外来長
2015 年～　秋田大学大学院医学系研究科医学専攻病態制御医学系教授

専　門
日本救急医学会専門医・指導医，日本集中治療医学会集中治療専門医，日本整形外科学会専門医，日本熱傷学会専門医，日本外傷専門医，日本東洋医学会漢方専門医・指導医

趣　味　美術館巡り

©2020　　第 1 版発行　2020 年 5 月 31 日

フローチャート救急漢方薬　（定価はカバーに表示してあります）

イラスト　高野綾美

著者　新見正則・中永士師明

発行者　林　峰子
発行所　株式会社 新興医学出版社
〒113-0033　東京都文京区本郷6丁目26番8号
電話　03(3816)2853　FAX　03(3816)2895

検印省略

印刷　三報社印刷株式会社　ISBN978-4-88002-594-0　郵便振替　00120-8-191625